医療現場の外国人対応

「やさしい日本語」

武田　裕子
岩田　一成　著
新居みどり

南山堂

JN036897

序

在住外国人の方々に困りごと調査をすると，医療に関することが必ず上位にきます．ことばの壁が不安につながり，よほど症状が重くなければ受診せず，自国から持参した薬でまずは様子を見るという方も少なくありません．一方，医療者の側には，外国人との会話は英語という思い込みがあり，言葉が通じない不安や文化の違いへの戸惑いから，外国人診療はなるべく避けたいという気持ちになりがちです．本書は，「やさしい日本語」を用いて「ことばの壁」を低くすることで，お互いの「こころの壁」も低くなってほしいという願いを込めて作成しました．

私たちは普段から，子どもに何かを伝えたり，耳の遠い高齢者に説明するときに，文章の長さや単語の選択に工夫をします．そのように相手に合わせて，わかりやすく伝える日本語が「やさしい日本語」です．本書では，外国人に伝わりやすくするためのコツや工夫を，日本語教育の専門家が「基礎編」，「実践編」として解説しています．また，相手のことをよく理解するほど，伝わりやすい言葉を選ぶことができます．そこで，「現場の声を聴く」という章では，外国人支援に携わる共生コーディネーターが，外国人の方々の思いや抱えている困難をご紹介し，そしてその相談先をお伝えします．「資料」には，外国人の方が医療機関にみえたときに活用できる指さしボードや，日本に多くお住いの外国人の出身国の医療制度を掲載しました．

専門性の高い医療の現場では，医療通訳者の同席が必要な場面が必ずあります．そのような時も，「やさしい日本語」は伝わりやすく的確な通訳につながります．どんどん開発が進んでいる翻訳アプリも，「やさしい日本語」で話すと正確に翻訳してくれます．最近よく目にするようになった手話通訳者にとっても，「やさしい日本語」はありがたいと言われます．

著者である私たちは，この「やさしい日本語」をぜひ医療者の皆さまに知っていただきたいと，“医療×「やさしい日本語」研究会”を設立して研修会を開催したり，研究会のホームページでは無料の動画教材をはじめ，診療に役立つ情報提供をしています．本書の内容は，そうした活動のなかでいただいたコメントを反映したものになっています．きっと，参考にしていただけると思います．

オンラインミーティングの様子

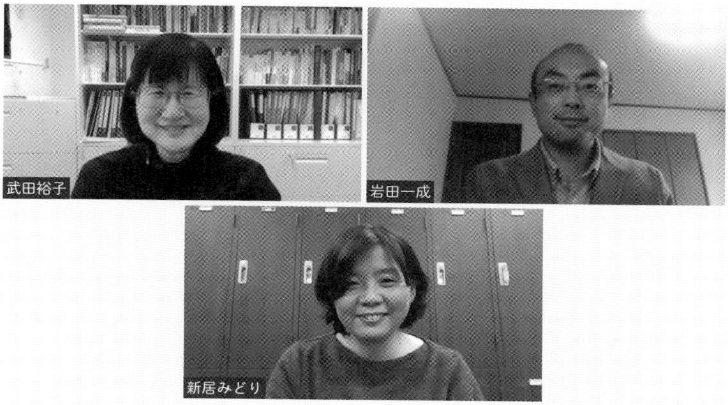

本書の執筆にあたり，ふじみ野国際交流センターの安銀柱さん，NPO 法人「街のひろば」の梶加寿子さんから外国人の置かれた状況についてお話を伺いました．「海外の医療事情」は，これまで順天堂大学医学部・大学院医学研究科に留学した医師・医学生の皆様よりお寄せいただいた情報を基に作成しました．“医療×「やさしい日本語」研究会”アシスタントの原尚子さんには，たくさんの資料を整理・翻訳していただきました．最後に，企画から出版まで粘り強く伴走してくださった南山堂の高見沢恵さんのおかげで本書は刊行に至りました．心より感謝申し上げます．

本書執筆中にもコロナ禍はどんどん進行し，今も終息の兆しは見えません．オンラインミーティングで本の相談を重ねながら，新型コロナウイルスによって社会の抱える困難が浮き彫りになったことが何度も話題に上りました．社会的距離が孤立を深め，経済的困窮が健康に影響を与えています．情報が十分得られなければ不安を生みます．大震災の時と状況は似ているとも言えます．パンデミックは，あらゆる人の健康が守られ生活が支えられて初めて収束に向かいます．そのためには「ことばの壁」も「こころの壁」も低くする必要があります．「やさしい日本語」の出番です．

2021 年 4 月

武田裕子，岩田一成，新居みどり

目次

実践編　岩田一成

資　料

はじめに

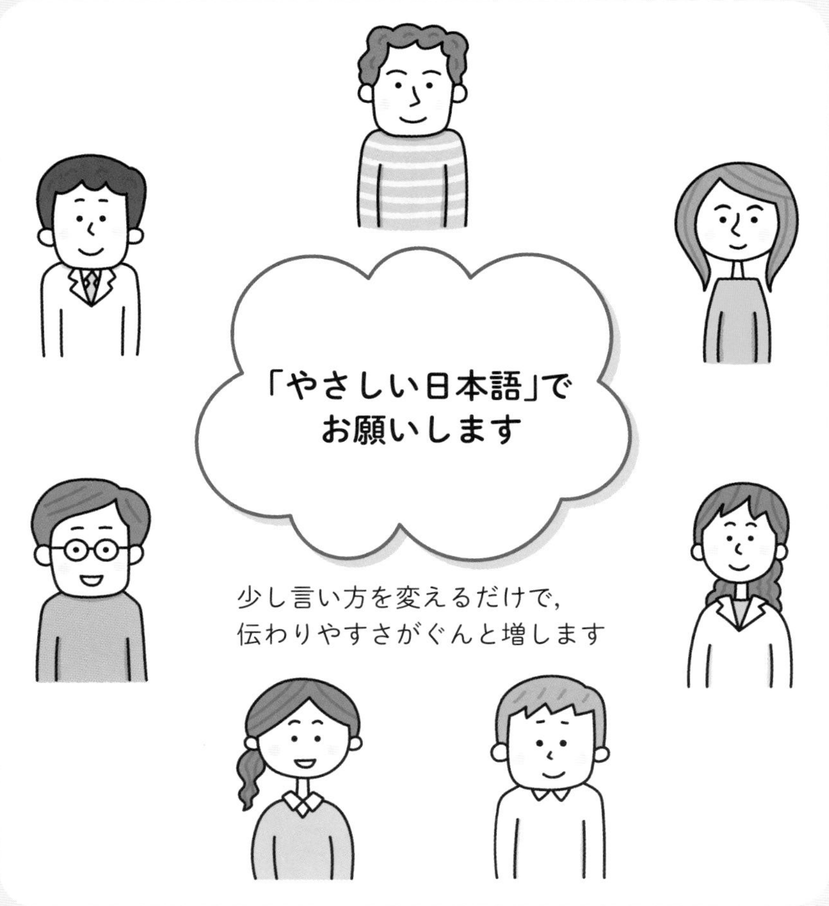

1 どちらが「やさしい」？腹痛による外来受診

対応 A

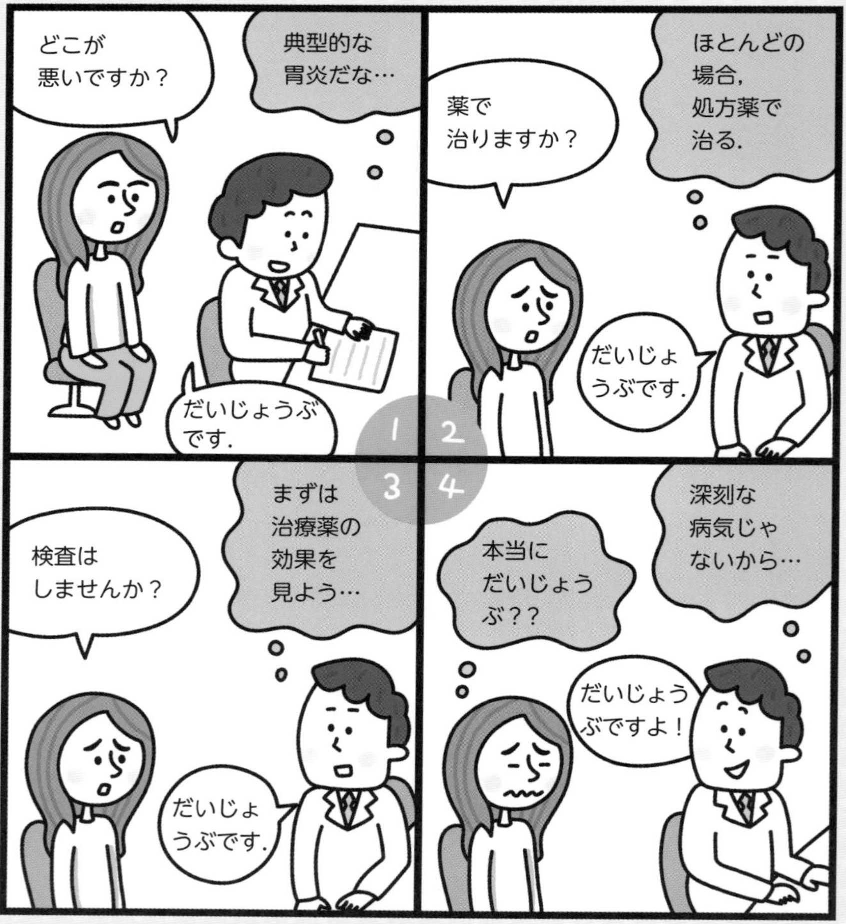
どこが悪いですか？
典型的な胃炎だな…
だいじょうぶです.
薬で治りますか？
ほとんどの場合，処方薬で治る.
だいじょうぶです.
検査はしませんか？
まずは治療薬の効果を見よう…
だいじょうぶです.
本当にだいじょうぶ??
深刻な病気じゃないから…
だいじょうぶですよ！

診断と治療に自信があり深刻な状態でないと判断できれば，忙しい外来では医師は説明を省いて早く切り上げたいと思いがちです．日本語を母語としない患者に対しては，コミュニケーションに自信がないとなおさらかもしれません．

「だいじょうぶ」としか言われないため，心配になり精密検査を受けた，別の医療機関を受診したという方の話をよく聞きます．「やさしい日本語」で簡潔に説明できると，安心を届けられます．

対応 B

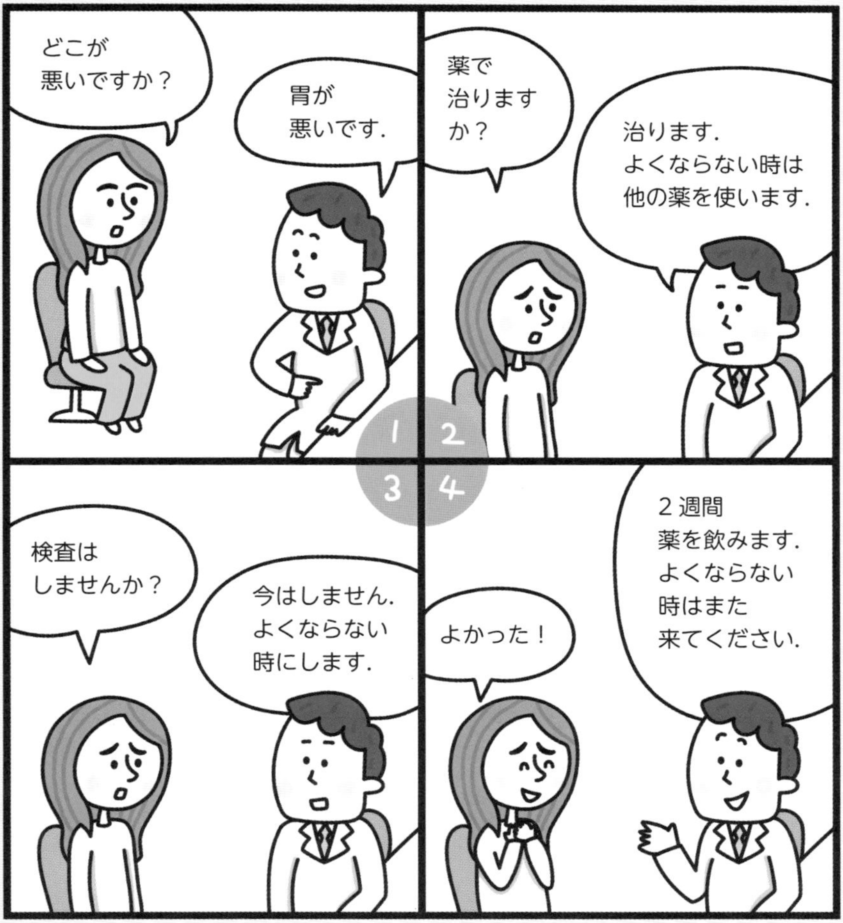
どこが
悪いですか？
胃が
悪いです．
薬で
治ります
か？
治ります．
よくならない時は
他の薬を使います．
1
2
3
4
検査は
しませんか？
今はしません．
よくならない
時にします．
よかった！
2 週間
薬を飲みます．
よくならない
時はまた
来てください．

2 どちらが「やさしい」？ 胸痛による救急外来受診

対応 A

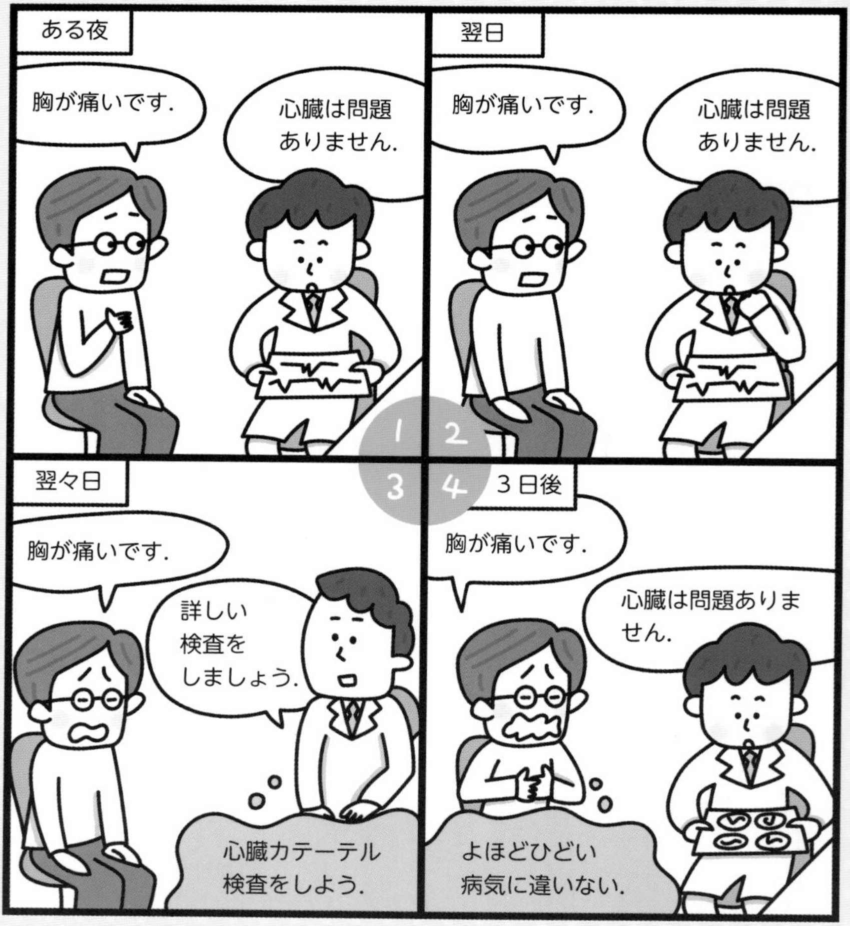

診断の８割は病歴で可能と言われていますが，検査に頼りがちな傾向は否めません．日本語を母語としない患者に対しては，なおさらかもしれません．「やさしい日本語」で尋ねると，情報を得やすくなります．伝わる言葉や方法（絵を描く，実物を見せる，翻訳アプリを使うなど）を探すのも「やさしい日本語」の実践です．医療通訳者への依頼が必要な場面では，「やさしい日本語」が通訳者を助けます．

対応 B

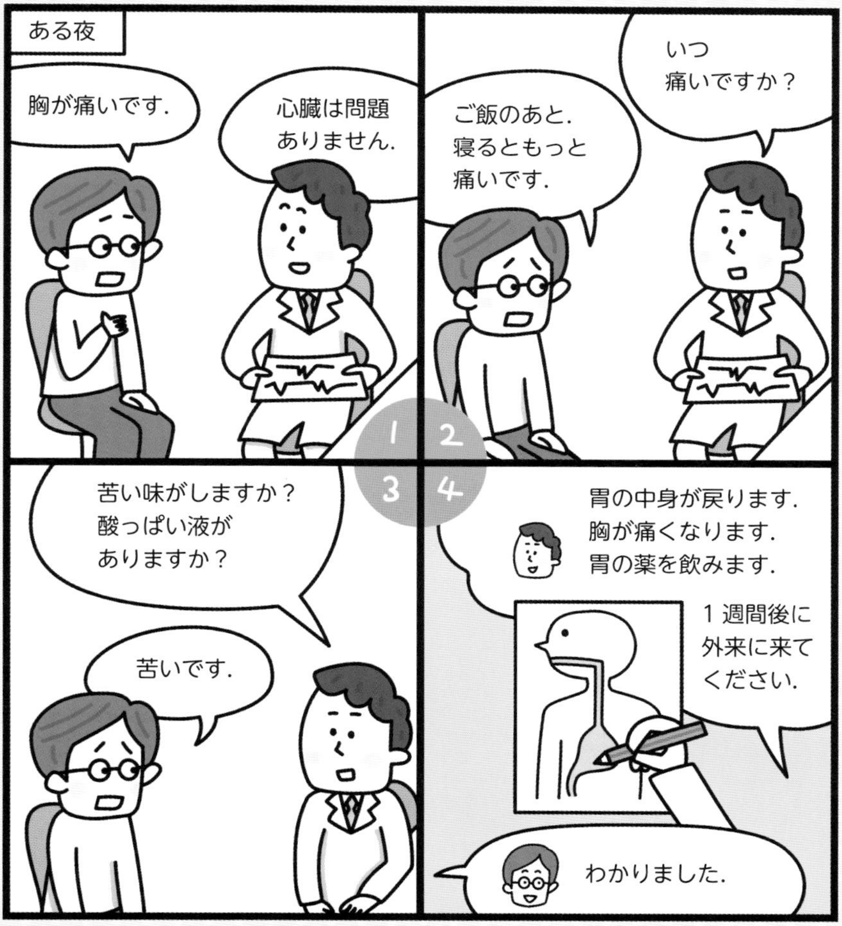
ある夜
胸が痛いです．
心臓は問題ありません．
いつ痛いですか？
ご飯のあと．寝るともっと痛いです．
苦い味がしますか？酸っぱい液がありますか？
苦いです．
胃の中身が戻ります．胸が痛くなります．胃の薬を飲みます．
1週間後に外来に来てください．
わかりました．

3 医師の対応は同じでも…腰痛による定期外来受診

対応 A

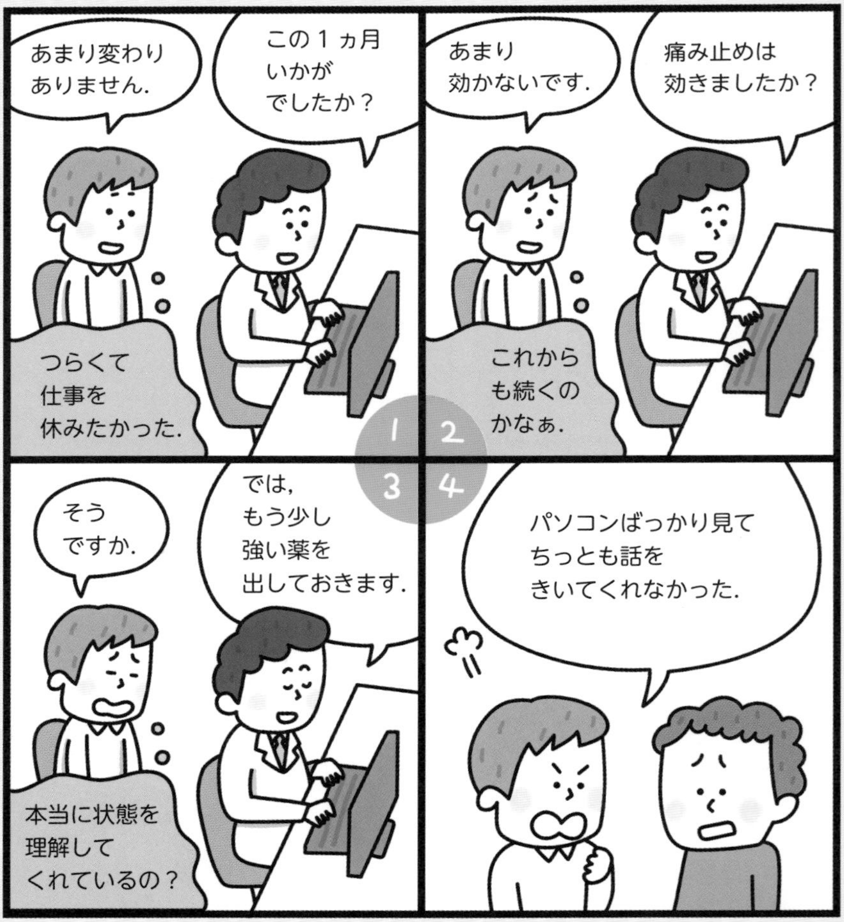
この１ヵ月
いかが
でしたか？
あまり変わり
ありません．
つらくて
仕事を
休みたかった．
痛み止めは
効きましたか？
あまり
効かないです．
これから
も続くの
かなぁ．
1
2
3
4
では，
もう少し
強い薬を
出しておきます．
そう
ですか．
本当に状態を
理解して
くれているの？
パソコンばっかり見て
ちっとも話を
きいてくれなかった．

「医師がパソコンばかり見ていて，少しも自分を見てくれなかった」という患者さんの発言は，国籍に関係なく聞かれます．忙しい外来診療では，残念ながらありがちです．しかし，中には「外国人だから，日本語が下手だから適切に対応されなかった」と感じてしまう方もいます．「ことばの壁」だけでなく，「こころの壁」も存在するからです．

一方，「自分を見て笑顔で話してくれると安心する」のも万国共通です．外国人に「やさしい」医療は日本人にもやさしいのです．

対応 B

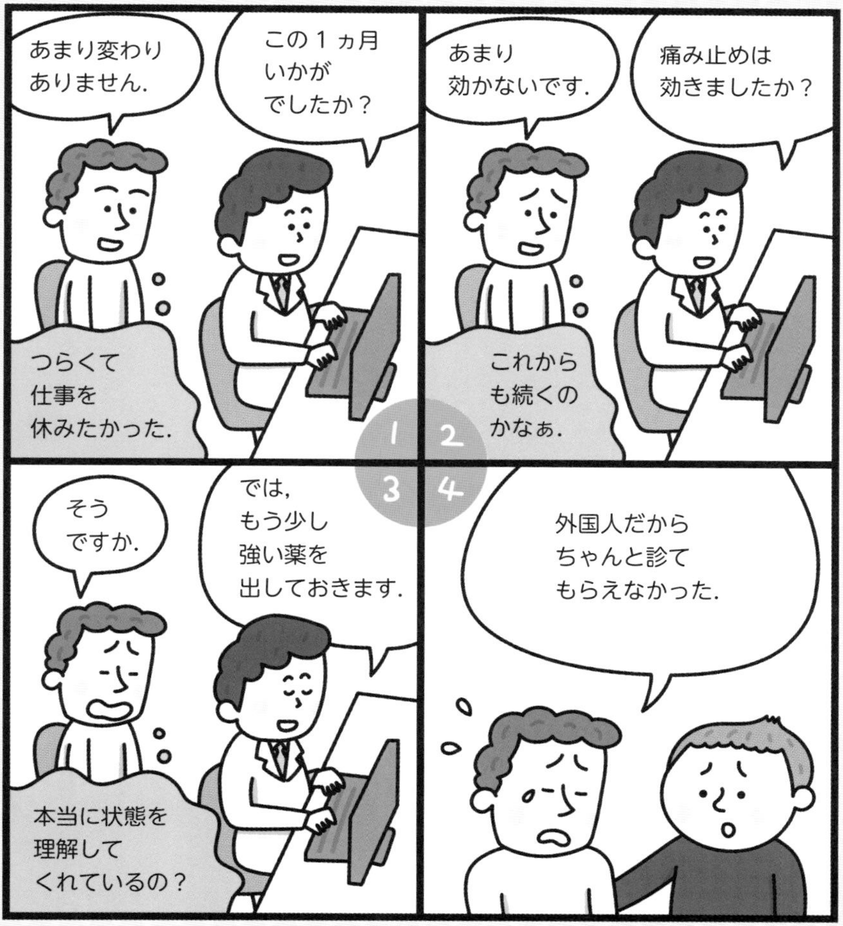

この１ヵ月いかがでしたか？
あまり変わりありません．
つらくて仕事を休みたかった．
痛み止めは効きましたか？
あまり効かないです．
これからも続くのかなぁ．
では，もう少し強い薬を出しておきます．
そうですか．
本当に状態を理解してくれているの？
外国人だからちゃんと診てもらえなかった．

Column

「やさしい日本語」はスキル（技術）とマインドセット（心持ち）

皆さんが外国に滞在している時に，現地の方から「こんにちは」，「ありがとう」と，自分の国の言葉で言われたら，ニッコリしたくなりませんか．自分がどの国から来たのかを知り，関心をもって言葉を調べて覚えてくれたという心遣いは，とてもうれしいものです．一方，少しでも現地の言葉を知っていたら，自分にもわかるように話してもらえて理解できると，それも本当にうれしいものです．

「やさしい日本語」でも多言語化でも，その人に伝えたい・理解したいというマインドセット（心持ち）があるからこそ，相手に合わせた言い回しや言い換えを見つけられ，医療通訳者と力を合わせた情報提供・収集が行えるのではないでしょうか．

基礎編

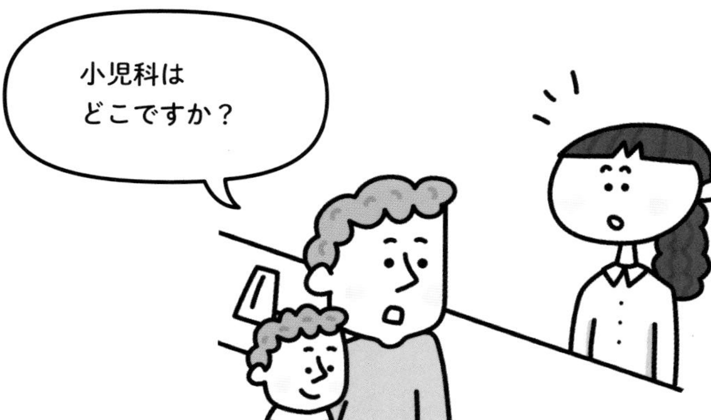

1 外国人医療をめぐる環境

医療現場の課題

2019年の入管法改正により，日本政府はいわゆる労働者の受け入れに舵を切り，大きなニュースになりました．ただ，それ以前からも在住外国人は増加傾向にあり，多くの病院ではすでに外国人患者を受け入れています．図1は，厚生労働省が2017年に公開した調査[1)]から引用していますが，外来では約8割が外国人患者を受け入れています（救急告示病院と平成27年度に「訪日外国人旅行者受入医療機関」として観光庁により選定された病院を対象）．

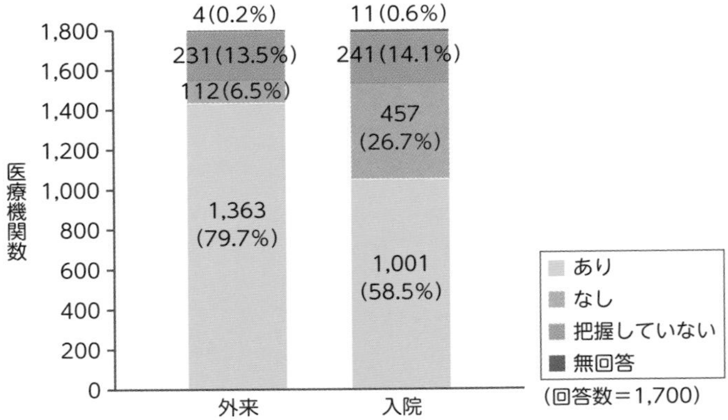

● 図1　外国人患者受入れの実績 ●

（文献1）より転載）

こういった中，医療現場ではどんな問題が起こっているのでしょうか．同調査で「外国人患者受入に当たり，現在負担となっていることや今後不安な点」という質問に対して，「言語や意思疎通の問題」をあげている医療機関は85%でした．続いて「未収金や訴訟などのリスク」が64%と続きます．医療機関は外国人の診療に何らかの負担感を感じていること，その最たるものがコミュニケーションの問題であることがわかります．

外国人が困っていること

外国人への各種調査を見てみると，外国人住民の困りごとは必ず上位に医療関係があがります．東京都国際交流委員会が 2018 年に公開した聞き取り調査の報告[2)]では，「在住外国人がこれまで困ったと感じたことのある事柄」で一位は医療（56%）となっています．特に「家族あり（日本人含まず）」という属性の人は 82.6 %が困ると答えています．さらに「子育て中」という属性の人が 72.5 %と続きます．医療に関してはかなりの外国人が困っていることがわかります．インタビューを分析してみると，「病状の伝え方，医師の説明」に困っている人が圧倒的に多いことがわかっています．つまり，病状をしっかり先生に伝えるのが難しい，先生の説明を理解するのが難しいというところに困っているのです．

病院側も患者側も困っているという現状に対して，どういった対応策があるのでしょうか．本書では「やさしい日本語」によるコミュニケーションを軸にいろいろな対応方法を紹介したいと思います．

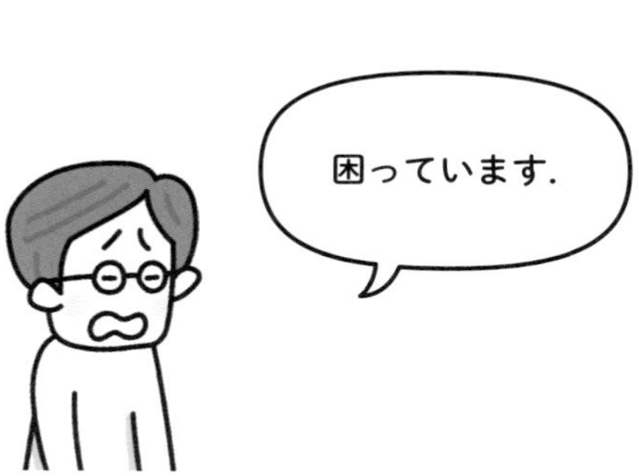

2 「やさしい日本語」とは？

「やさしい日本語」

「やさしい日本語」とは，外国人でもわかるように，わかりやすく話す（書く）日本語のことです．外国人というのはあくまで例えで，誰にでもわかりやすいというニュアンスがあります．日本語を母語としない方，高齢者，障がいのある方など，さまざまな方に用いられています．母語話者同士で話す時は比喩を多用したり慣用句を使ったりしても伝わりますが，世の中にはそういう日本語が通じない人がいるという想像力が重要です．相手に合わせて伝達方法を調整しましょうという提案は，近年行政を中心に社会運動となっています．

背景と効果

「やさしい日本語」という発想が普及したのは 90 年代の阪神・淡路大震災以降です．そこでは外国人が日本人よりも大きな被害を被ったことがわかっています（図 2）．大きな原因の一つはコミュニケーションにあったことがわかっています．平時なら言葉を交わさずとも生活はできるのですが，災害時は違います．「どこで水がもらえるのか」「いつになったら電車が動くのか」といったやり取りが発生し，コミュニケーション問題が顕在化します．そこでわかったことは，英語が使えないこと，日本語もそのままでは使えないことです．ところが日本語をやさしく話せばうまくいくこともわかりました．

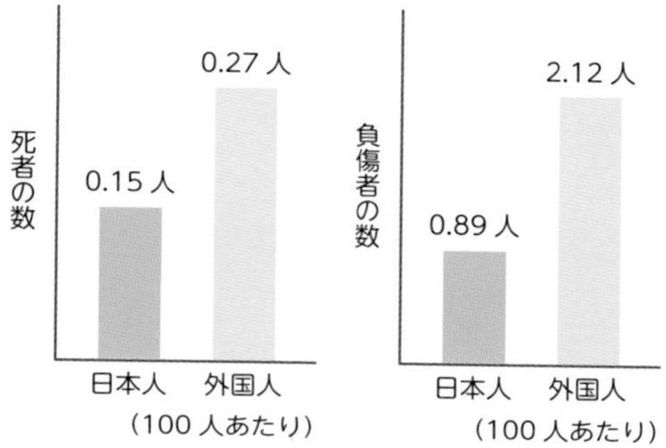

図 2　阪神・淡路大震災の死傷者
(文献 3)より転載)

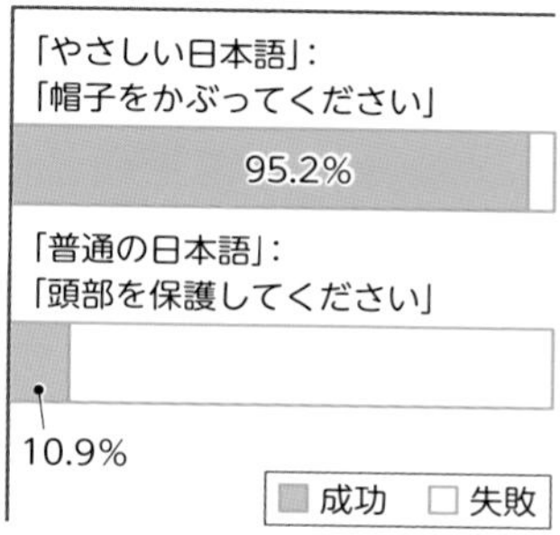

図 3　理解調査実験
(文献 3)より転載)

留学生を対象にした実験(図 3)では,「頭部を保護してください」を「帽子をかぶってください」に変えるだけで,理解率が跳ね上がりました(10.9% → 95.2%).

これからが正念場

「やさしい日本語」運動は,ニーズがここ数年で急激に高まっています.新人職員の研修プログラムに「やさしい日本語」講座が組み込まれるなど,各地の自治体窓口から広く求められています.業務遂行のためには外国人とのコミュニケーションをなんとかしなければならないという課題が上がるようになったのです.医療現場でも同じことが言えるのではないでしょうか.コロナ禍をきっかけに,外国人住民への情報提供,検査,診察のあり方に関心が高まっています.外国人対応のためのコミュニケーションを扱った書籍[4)]が出版されるなど,コミュニケーション問題に関する現場の声がどんどん高まっていくだろうと思います.

3 在住外国人の国籍
―ほとんどがアジア出身

外国人の多数派はアジア人

外国人と聞いて，どんな人をイメージしますか？　テレビでは英語を話す欧米人を取り上げることが多いのですが，そういう人は日本にあまりいません．データを見れば一目瞭然ですが，日本に暮らしているのはアジアの方が中心です．中国，韓国，フィリピン，ブラジルというのがここ数年定番の上位で，ベトナムが急増してランクインしているのが現状です（図 4）．

観光客の数を見てもこの傾向は変わりません．やはりアジアの方が最も多く日本へ来ているのが現状です（図 5）．

在住外国人の実像

ここまでのデータから，在住の方も観光の方も圧倒的にアジアから来ているということがわかるかと思います．多数派は決して欧米人ではないのです．中国や韓国の方を中心としたアジアの方が外国人対応のメインターゲットになります．これらの国には，日本語学習者が多いことも各種調査でわかっています．在住外国人の言葉については 16 ページの④で扱います．

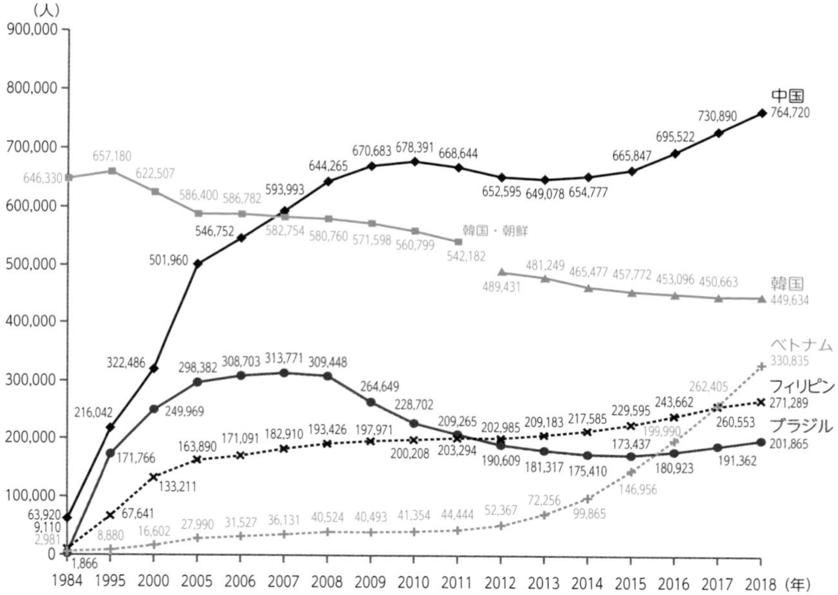

図4 主な国籍・地域別在留外国人の推移

(文献5)より転載)

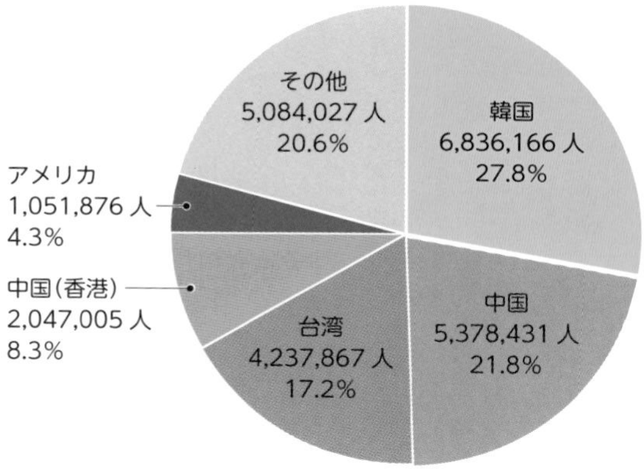

図5 国籍・地域別観光客の内訳

(文献5)より転載)

4 在住外国人の言語
—日本語話者は多い

国際語の打率

イギリスやアメリカの旧植民地以外では，英語ができる人の割合は変わりません．複数の国を対象に行った調査では中国・韓国・日本・イタリアにおいて，英語ができる人の割合はあまり変わらないことがわかっています[6)]．

国や各自治体が調査したデータを見ると，在住外国人のうち英語ができる人は2〜4割となっています．国立国語研究所が行った2009年の調査[7)]では，英語ができる人は44%となっています．静岡県の調査[8)]のように2割以下の自治体もあれば，横浜市のように4割を超える自治体もあります[9)]．

できる言語は日本語です

日本語の伝達効率はどうでしょうか．上記国立国語研究所の調査では62.6%の人が「日本語ができる」と答えています．静岡県の調査では68.6%の人が，「やさしい日本語」での会話ができると答えています．平成28年度法務省委託調査研究事業「外国人住民調査報告書」（37市区対象）では80%以上の人が日常会話以上の日本語ができると答えており，英語よりずっと高いことがわかります（図6）．

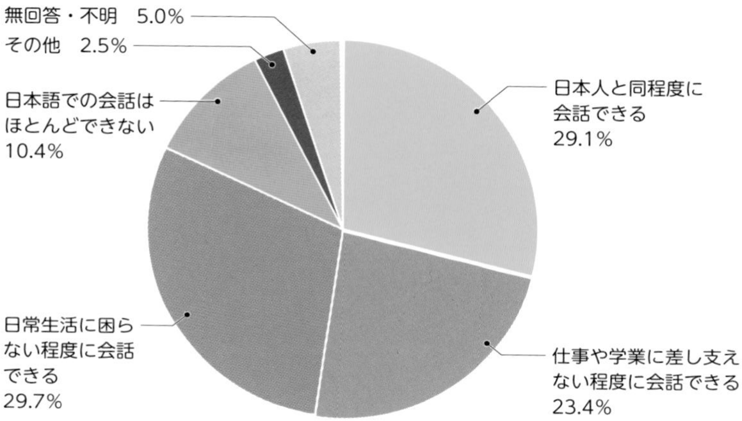

図 6　法務省委託外国人住民調査の日本語に関する項目

（文献 10）より転載）

読める文字はひらがなです

文化庁による 2001 年日本語における在住外国人の意識に関する実態調査の結果[11]では，ひらがなが読める人が最も多く 84.3%となっています．これはローマ字が読める人の 51.5%をはるかに上回っています．こういった各種データをまとめてみると，在住外国人の典型は以下のような方となります．

① 中国・韓国・ベトナム・フィリピンなどアジア出身の人
② 日本語が日常会話以上は話せる人
③ 文字はひらがながわかる人

39 ページ以降の「実践編」ではこういった人を頭において，コミュニケーションの技術を考えていきましょう．

5 英語を過信しないこと

英語への過信

日本人は外国人に対してすぐに英語で話しかけてしまうようです．学生に調査をした研究[12)]でも，外国人＝英語対応という思い込みが顕著に表れています．厚生労働省の調査でも日本語のコミュニケーションが難しい場合56.8%の人が英語で対応していることが明らかになっています[1)]．

例えば「Do you speak English？」から入るのではなく，巻末の資料の言語選択コミュニケーションボード（p.91 参照）などを見せながら，「どれがいいですか？」と聞いてみると，英語を選ぶ人がそんなにいないことに気づくと思います．東京都外国人新型コロナ生活相談センターに寄せられた相談1,028 件（2020 年 4 月 17 日～5 月 6 日）では，まず日本語で電話を受けてその後必要な言語を選択してもらうのですが，英語を選んだ人 139 件（13.5%）に対して日本語を選んだ人は 561 件（54.6%）でした[13)]．自己申告で英語を使っているかを問うと，40%くらいの方が「はい」と答える調査もありますが[7)]，実際に使用している人は少ないのです．

日本語を話したがっている人はいます

アジアの方は圧倒的に英語より日本語のほうが強いので，悩む必要はありません．香港，シンガポール，マレーシアといった旧イギリス植民地出身者以外の方には迷わず日本語を選択しましょう．では，欧米の方（数は非常に少ないです）はすべて英語を望んでいるのでしょうか．

欧米出身の外国人が書いたエッセーなどを読んでいると，「どうして日本人は日本語で話してくれないのか（英語を話そうとするのか）」なんていうトピックがよく出てきます（例えば『ダーリンは外国人』（KADOKAWA）など）．なんとかして日本人に日本語を話させる方法（方言を使ってみるなど）を紹介していたりして，大変興味深いです．

日本ではまず日本語で構えればいいとお考えください．「何語を話せば伝わるんだろう？」なんて迷いがあると焦りが相手に伝わります．日本語で腹をくくって落ち着いた態度で接しましょう．余裕をもった態度で臨めば，相手をリラックスさせることができます．

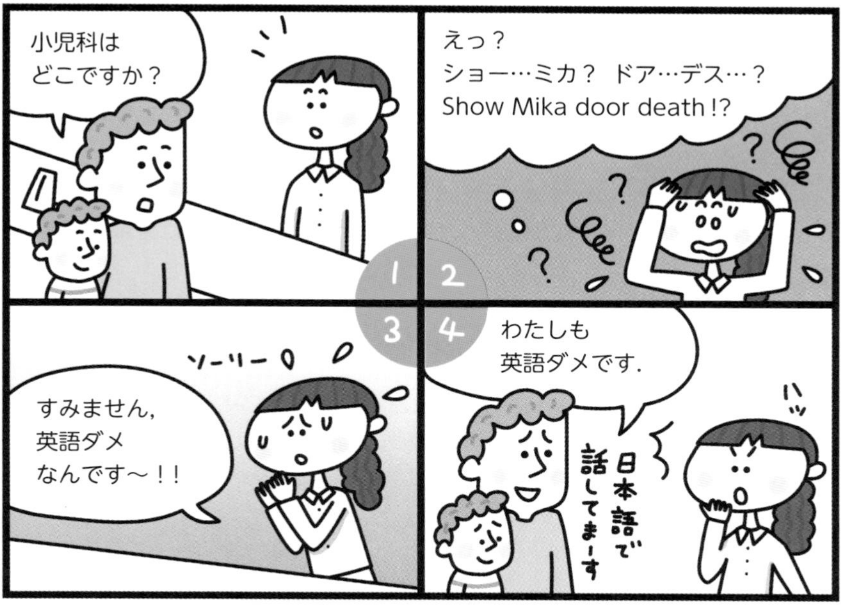
小児科は
どこですか？
えっ？
ショー…ミカ？ ドア…デス…？
Show Mika door death !?
ソーリー
すみません，
英語ダメ
なんです～！！
わたしも
英語ダメです．
日本語で話してまーす
ハッ

英単語交じり日本語に要注意

異文化コミュニケーション研究の分野におけるフォリナー・トーク研究(コラム p.27 参照)では，日本人が外国人と話す時，日本語を基調としたまま英単語を挟むような言い方が報告されています．医学の文脈で例えるなら，「これは解熱のための medicine(メディスン)」のような言い方です．日本語のセンテンスに部分的に英語が混じっていると相手は理解がしにくくなります．また，現場ではついつい簡単なところを訳してしまう例が報告されています(上の文では「解熱」のほうがよほど大事なポイントです)．

Column

ローマ字の呪縛

16 ページの「基礎編」-④では，在住外国人のうちローマ字が読めると答えた人は 51.5%だと紹介しました．こういうデータを示すと「え！ ローマ字ってそんなに低いんですか？」と驚く方がいらっしゃいます．外国人はみんなローマ字が読めるというのは，われわれの思い込みであり，現実とは異なります．日本人にも中国式ローマ字表記(ピンイン)や韓国式ローマ字表記を見て，さっと読める人は少ないでしょう．外国人にとっても同じです．

思い込みの背景には，下のような道路標識がすべてローマ字付きで街にあふれていることがあります．道路標識にローマ字をつけるのは，アメリカの占領政策の一環で普及したものであり，現在の状況には合っていません．

在住外国人に本当に伝えたいと思うなら，すべてにひらがなを振ったほうが親切です．ひらがなが読める人は 84.3%でした．ただし，言語景観としてローマ字が完全に普及してしまっている現在，いきなりひらがな付きにすることは無理でしょうね．日本語ネイティブから「子どもっぽい！」というクレームが出そうです．残念ながらローマ字は国際都市っぽさを出すための演出として機能しているのです．

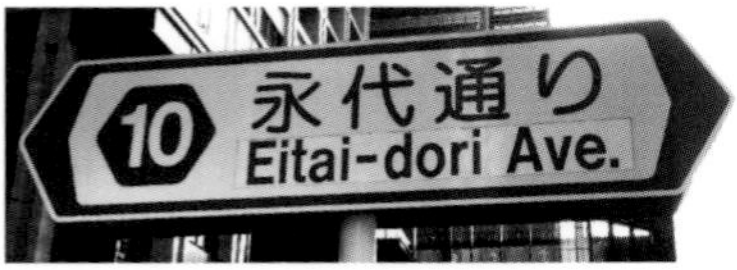

実践編

Ⅰ．基本ルール

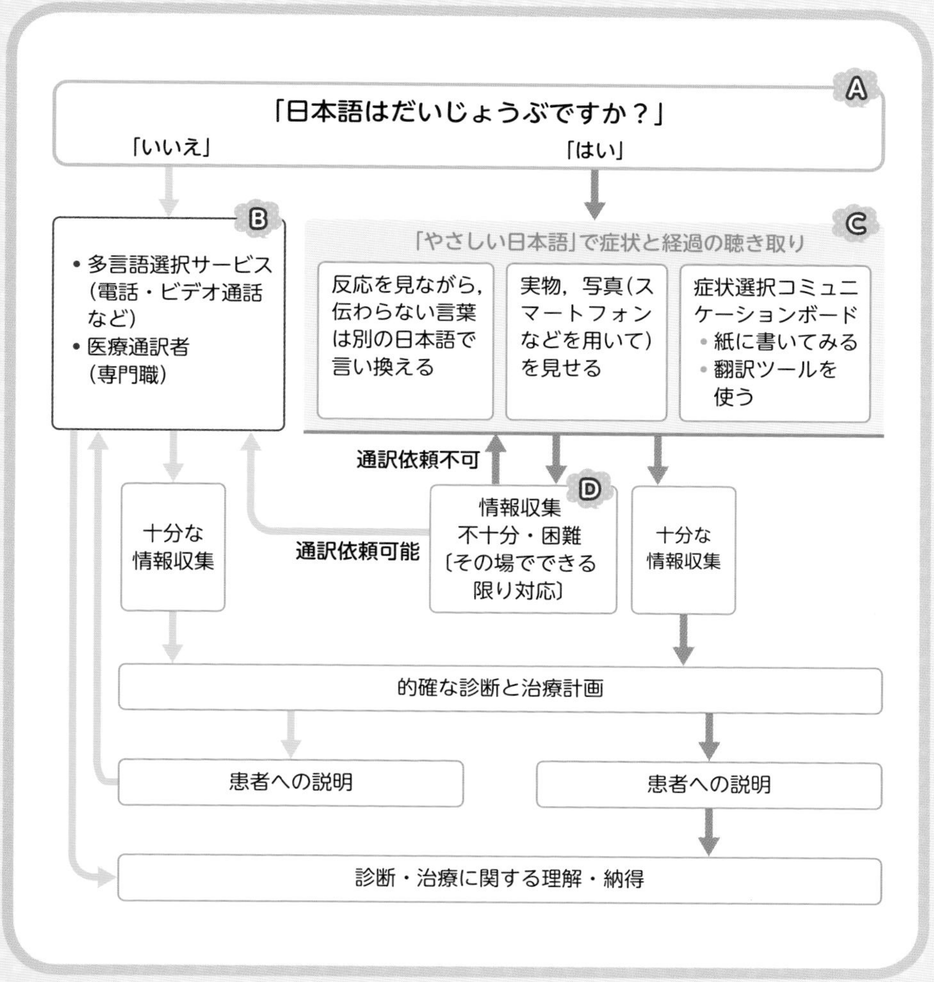
A
「日本語はだいじょうぶですか？」
「いいえ」
「はい」
B
• 多言語選択サービス（電話・ビデオ通話など）
• 医療通訳者（専門職）
C
「やさしい日本語」で症状と経過の聴き取り
反応を見ながら，伝わらない言葉は別の日本語で言い換える
実物，写真（スマートフォンなどを用いて）を見せる
症状選択コミュニケーションボード
• 紙に書いてみる
• 翻訳ツールを使う
通訳依頼不可
通訳依頼可能
D
情報収集
不十分・困難
〔その場でできる限り対応〕
十分な情報収集
十分な情報収集
的確な診断と治療計画
患者への説明
患者への説明
診断・治療に関する理解・納得

1 フローチャート解説

A 最初の一言は「日本語はだいじょうぶですか？」

フローチャートを左上から順に見ていきましょう．診察の前に問診票があります．あらかじめいろいろな言語のものを用意しておいて相手に選んでもらうと非常にスムーズに進みます．以下のウェブサイトは各種多言語問診票が揃っています．外国人は自分の母語で読めますが，記入したものは日本語で理解できます（図 1）．

国や自治体などが公開している多言語問診票

- **外国人向け多言語説明資料一覧（厚生労働省）**
  4 言語（英・中・ポルトガル・スペイン）
  https://www.mhlw.go.jp/stf/seisakunitsuite/bunya/0000056789.html
- **多言語医療問診票（国際交流ハーティ港南台・かながわ国際交流財団）**
  18 言語（上記 4 言語以外にタガログ・インドネシア・ベトナムなど）
  http://www.kifjp.org/medical/

問診票を中国語で書いたからといって，診察も中国語を希望されるとは限りません．最初の一言は，「日本語はだいじょうぶですか？」と聞いてください．普通に「だいじょうぶです！」と言い切る人もいれば，ちょっと悩む人もいると思います．自己評価で「日本語はだいじょうぶ」と思っている人に対しては，日本語でやればいいでしょう．

Phiếu Chẩn Đoán Nội Khoa

内科問診票

Tiếng Việt ベトナム語

Hãy đánh ☑ dấu vào nơi có triệu chứng bị bệnh あてはまるものにチェックしてください

Năm 年　tháng 月　ngày 日

Họ và tên 名前		□Nam 男	□Nữ 女
Ngày sinh 生年月日	______ Năm 年 ______ tháng 月 ______ ngày 日	Điện thoại 電話	
Địa chỉ 住所			
Có bảo hiểm y tế không? 健康保険を持っていますか?		□Có はい	□Không いいえ
Quốc tịch 国籍		Ngôn ngữ 言葉	

Đã bị triệu chứng gì? どうしましたか

□Bị sốt(　　độ) 熱がある	□Đau cổ のどが痛い	□Bị ho せき	□Nhức đầu 頭が痛い
□Đau ngực 胸が痛い	□Nổi ban 発しん	□Hồi hộp 動悸	□Hơi thở bị ngắt 息切れ
□Bị phù むくみ	□Chóng mặt めまい	□Khó thở 胸が苦しい	□Đau bụng お腹が痛い
□Đau bao tử (dạ dày) 胃が痛い	□Huyết áp cao 高血圧	□Bị tê rần しびれ	□Khô miệng 口が渇く
□Giảm cân 体重が減っている	□Chướng bụng お腹が張る	□Không muốn ăn 食欲がない	
□Ói mửa 嘔吐	□Cảm thấy buồn nôn (Buồn ói) 吐き気		□Tiêu chảy 下痢
□Phân có máu 血便	□Mỏi mệt だるい	□Dễ mệt 疲れやすい	□Triệu chứng khác その他

Bị từ khi nào? それはいつからですか

______ Năm 年 ______ tháng 月 ______ ngày 日から

Đã có lần nào bị dị ứng do dược phẩm (thuốc) hoặc do thực phẩm không? 薬や食べ物でアレルギーが出ますか

□Có はい → □Dược phẩm 薬　□Thực phẩm 食べ物　□Ngoài ra その他　□Không いいえ

Hiện nay có phải uống thuốc hằng ngày không? 現在飲んでいる薬はありますか

□Có はい → Nếu hiện giờ có đem theo, xin hãy cho xem. 持っていれば見せてください　□Không いいえ

Hiện đang mang thai, hoặc có triệu chứng là có thai không? 妊娠していますか、またその可能性はありますか

□Có はい → ______ tháng ヶ月　□Không いいえ

Bạn có đang cho con bú không? 授乳中ですか　□Có はい　□Không いいえ

Trước đây, có từng mắc chứng bệnh nào không? 今までにかかった病気はありますか

□Bệnh đường ruột và bao tử 胃腸の病気		□Bệnh gan 肝臓の病気	□Bệnh tim 心臓の病気
□Bệnh thận 腎臓の病気	□Bệnh Lao 結核	□Bệnh tiểu đường 糖尿病	□Bệnh Suyễn ぜんそく
□Huyết áp cao 高血圧症	□Bệnh AIDS(SIDA) エイズ	□Bệnh bướu cổ 甲状腺の病気	□bệnh giang mai 梅毒
□Bệnh khác その他			

Hiện tại bạn có bệnh gì đang phải điều trị không? 現在治療している病気はありますか	□Có はい	□Không いいえ
Đã từng phải phẫu thuật bệnh lần nào chưa? 手術を受けたことがありますか	□Có はい	□Không いいえ
Đã truyền máu lần nào chưa? 輸血を受けたことがありますか	□Có はい	□Không いいえ

Từ giờ về sau, bạn có thể tự dẫn phiên dịch đến được không? 今後、通訳を自分で連れてくることができますか

□Có はい　□Không いいえ

http://www.kifjp.org/medical　© NPO法人国際交流ハーティ港南台&(公財)かながわ国際交流財団　〈2017.02〉

図1　多言語医療問診票の例(内科・ベトナム語)

B 必要に応じて多言語サービスへ

悩んでいる人には，言語選択コミュニケーションボード(図 2)を見せて，何語がよいか聞いてみましょう〔巻末の資料(p.91)に大きなサイズのものを掲載しています．ご活用ください〕．そこで「やさしい日本語」を選ぶ人もいれば，自分の母語を選ぶ人もいるでしょう．英語や中国語なら病院のスタッフで対応できることもあるでしょうが，他の言語の場合は多言語通訳サービスを利用することになります．電話をつなぐだけのものから，通訳者の顔が見えるものもあるので必要に応じて活用しましょう．

また，医療通訳と一般通訳はまったく別物ですので，一般通訳者に専門的なことを頼むと誤訳の原因となります．ご注意ください．なお，通訳スタッフを雇える余裕のある機関は，まずは中国語をお勧めします．現場の医師も同じ提案をなされています[4]．

やさしい **日本語**	英語 **English**	中国語 **中文**	韓国語 **한국어**	ベトナム語 **Tiếng Việt**
ネパール語 **नेपाली**	インドネシア語 **Bahasa Indonesia**	タガログ語 **Tagalog**	タイ語 **ภาษาไทย**	ポルトガル語 **Português**
スペイン語 **Espanol**	フランス語 **Français**	カンボジア語 ភាសាខ្មែរ	ミャンマー語 မြန်မာဘာသာ	モンゴル語 **Монгол**
ウルドゥー語 **اردو**	ベンガル語 **বাংলা**	アラビア語 عربى	ペルシャ語 فارسی	

図 2　言語選択コミュニケーションボード

電話通訳サービス例

- **日本医師会医師賠償責任保険 基本契約への医療通訳サービスの付帯**

使える人：日本医師会 A1 会員である医療機関の医師・職員

・電話医療通訳：A1 会員一人あたり年間 20 回まで無料
通訳時間は 30 分まで 1 回とし，30 分を超過した場合は 2 回目としてカウント，17 言語に対応，毎日 8：30〜24：00

・機械翻訳：利用回数無制限，17 言語に対応，毎日 24 時間
参考資料　http://dl.med.or.jp/dl-med/teireikaiken/20200318_4.pdf

- **日本病院会の電話医療通訳サービス**

会員限定価格 月額 15,000 円(税別)（月 60 コールまで）
17 か国語に対応，24 時間 365 日対応，通話時間の制限なし
参考資料　http://www.hospital.or.jp/pdf/00_20200302_01.pdf

Ⓒ 「やさしい日本語」による診療

「やさしい日本語」の診療に進みましょう．大原則は，話す前に内容を整理すること，そして話す時は短い文で相手がわかっているかを常に確認することです(実践編Ⅰ-②,③：p.28, 30 参照)．相手が話す内容にじっくり耳を向けることも重要です．うまくいかない場合は何か手当をしなければなりません．

相手は日本語を聞くための心の準備をしています．ちょろちょろ英単語を挟むより日本語で腹をくくる方がコミュニケーションはストレートに伝わります．「骨にひびは入っていません」→「骨に問題はありません」→「骨は大丈夫です」→「骨はいいです」など，いろいろ言ってみるとどこかで相手に伝わる可能性があります．「骨は〜ええとノープロブレム」みたいなものは NG です．

細かい技術はいろいろあります．Ⓒにある方法は，順序を示しているものではないので，臨機応変に試してみましょう．

実際に診療を進めていくと，いろいろなコミュニケーション問題が発生します．詳細は「実践編Ⅱ」に譲るとして，ここではポイントだけ列挙します．

手に取れる場所に，小道具を揃えておかねばなりませんが，こういった

ツールを用いた技術は，慣れれば簡単にコミュニケーションがとれるようになります．

- 実物または写真を見せる
- 症状選択コミュニケーションボードの活用
- 紙に書く（中国の方なら漢字，一般的にはひらがな）
- 翻訳ツール（p.45 参照）の活用

D 「やさしい日本語」の限界を見極める

「やさしい日本語」は万能ではありません．どうしても伝えなければならないときは，潔く見切りをつける必要があります．例えば，症状が重いとき，処置についてインフォームドコンセントが必要なときなどがそうです．ここでは，緻密なコミュニケーションを取る必要が出てきます．

この場合は，多言語通訳サービスに切り替えましょう．日本語で行けるところまで行って，これ以上は無理という判断をすることも重要です．もちろん症状が軽い場合など，日本語だけで診療が完了することもあります．ただ，一般論として，外国人住民は症状が重くならないと病院には来ないため，いつでも多言語サービスに切り替える心つもりは重要です．

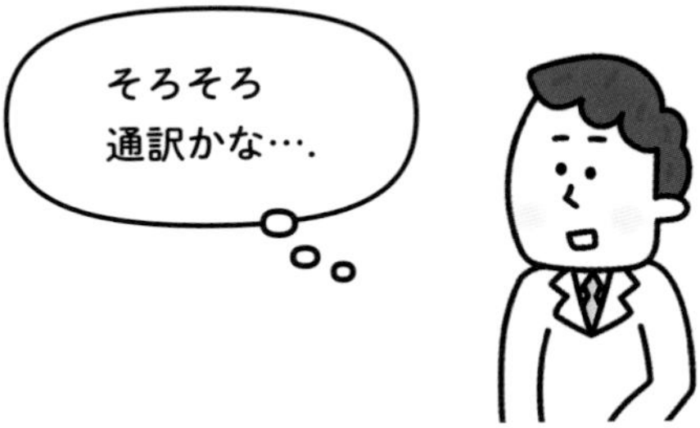

Column

「やさしい日本語」研究（フォリナー・トーク）

本書で扱っている話し言葉の「やさしい日本語」は，言語研究の分野でフォリナー・トーク（外国人相手談話）と言われ，研究の蓄積があります．相手に合わせて言葉を変える言語調整は，1970 年代から指摘されおり，日本語の研究も 1980 年代には始まります．

言語調整による言語の変種は，フォリナー・トーク（foreigner talk：外国人相手談話），baby talk（幼児相手談話），retarded talk（障がい者相手談話）などがあります*[1,2]．大事なところは繰り返す，難しい語彙は言い換えるといった本書で紹介している技術も，こういった研究を背景としています．

フォリナー・トークのような言語の調整能力には個人差があることもわかっており，上手な人とそうじゃない人がいるため，本書のように改めて学ぶ意義があると言えます．

また，フォリナー・トークでは，相手の助けにならない例も出てきます．「私の会社は車を作っています…car ですね」のように，簡単なところだけ訳しても伝わりません*[3]．私たちは往々にして，自分が訳しやすい部分を翻訳しがちだということです．

＊1 アリーナ・スクータリデス：「日本語におけるフォリナー・トーク」『日本語教育』45 号，1981.
＊2 徳永あかね：「日本語のフォリナー・トーク研究—その来歴と課題—」『言語文化と日本語教育』増刊特集号，2003.
＊3 ダニエル・ロング：「日本語によるコミュニケーション—日本語におけるフォリナー・トークを中心に—」『日本語学』11 巻 13 号，1992.

2 話し出す前に内容を整理

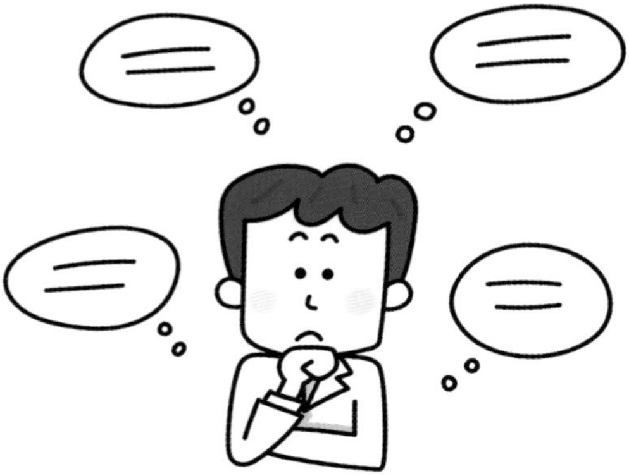

全体像を最初に提示

私たちの身近には，話の要領のいい人とポイントがぼやけている人がいます．わかりやすく伝えるにはまず，整理してから話すということを心がけてください．医療通訳者の報告書[5)]を読んでいると，話を要領よく伝えない医療関係者もいらっしゃるようです．「質問の意図がはっきりしない」とか「何を伝えたいのか，あらかじめ明確につかんでから，結論として話してほしい」などというコメントが目につきます．ここでは整理するということを考えます．

以下は，われわれがワークショップで使っている薬の処方に関する発話例です．これをわかりやすく説明するよう，参加者に求めます．

「湿布と鎮痛薬を処方します．鎮痛薬は毎食後１日３回内服してください．坐薬も出しますので，痛みがひどい時には使用してください」

これらをよく整理してみると，薬は３種類出るわけですから，３種類あることを最初に言ってしまうと，整理できると思います．また，センテンスは短く切って話すことも心がけましょう．

「薬は３種類です．１つは湿布です．貼ります．１つは痛み止めです．痛みが弱くなります．１日３回飲みます．１つは坐薬です．おしりから入れます．とても痛いときに使います」

結論から話すこと

また，「結論を先に話す」ということも心がけると，話はわかりやすくなります．

「う～ん，そうですねえ．レントゲンをとってみても異常は見つかりませんでした．骨はだいじょうぶですよ．骨折ではありません．軽い捻挫です．１週間はなるべく安静にしていましょう」

こういう言い方は，日本人が好むパターンで，「理由→結論」という構造になっています．しかし，結論をまず話すとずいぶんすっきりします．

「足は捻挫です．骨はだいじょうぶですよ．レントゲンに異常がありません…」

のようになります．このとき，捻挫が伝わらない場合は症状選択コミュニケーションボード（p.92 参照）や翻訳ツールを使いましょう．病名は訳語付で教えてあげると安心されると思います．

3

一文を短くして相手の反応を見る

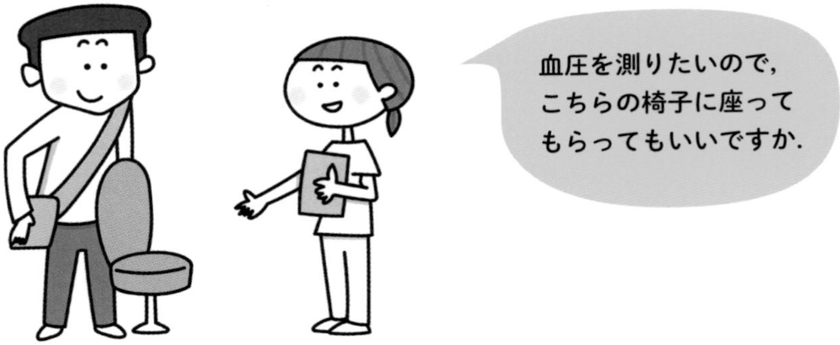
血圧を測りたいので，
こちらの椅子に座って
もらってもいいですか．

短く話しましょう

「血圧を測りたいので，こちらの椅子に座ってもらってもいいですか」という文は「血圧を測ります．この椅子に座ってください」と言っても同じ意味を伝えられます．しかも格段にわかりやすくなります．もう少し一般化すると，「ので，から，が，けれど，て，で，たら，」といった接続助詞でつながる文を切って分けましょう．

「やさしい日本語」の大原則として，「一文を短くしましょう」とよく言われます．ところが，文をわかりやすくすると必ずしも短くはならないこともわかっています．「イレウス」という外来語を「腸が動いていません．腸の中の流れが止まっています」と言い換えたら長くなるわけです．確実に短くできる例は，上記接続助詞が入るつながった文です．長い文を，はさみでカットしていくイメージです．

「説明は以上になりますが，ご不明点などございますか？」という例において，ここの「が」は逆接でもなんでもありません．「説明は以上になります．ご不明点などございますか？」と切っても大丈夫です．このように接続助詞は，実際の会話ではただ文をつないでいるだけの場合も多いので，切ってもまったく問題はありません．

相手の目を見ましょう

長い文をカットすると，話に切れ目ができます．そこで相手の目をしっかり確認してください．目を見れば，相手の理解がすぐにわかります．相手に伝わっていないとわかれば，もう一度はっきり繰り返してみるのもいいですし，その他にも伝える手段はたくさんあります（⑥以降で紹介しています：p.36 参照）．まずは相手が理解したのかどうかをこまめに確認していくことが重要です．

説明の基本パターン

病状や治療法を説明する際，一方的な発話にならないようにご注意ください．自分の話だけが 1 分も続いているようなら要注意です．日本語が母語じゃない人との会話は，質問と答えという形で進めていくことが基本です．例えば，薬の説明をする際にも，つらつらを解説を続けるのではなく，間に「坐薬ってわかりますか？」「これまで肝臓の病気にかかったことがありますか？」「肝臓って何かわかりますか？」「ちょっとその場所を指さしてください」なとど入れれば，質問と答えという形で展開できます（一方的な発話にはなりません）．

質問をするときの細かい技術は 34 ページでまた紹介します．

4 話しかけてきた人に返事をすること

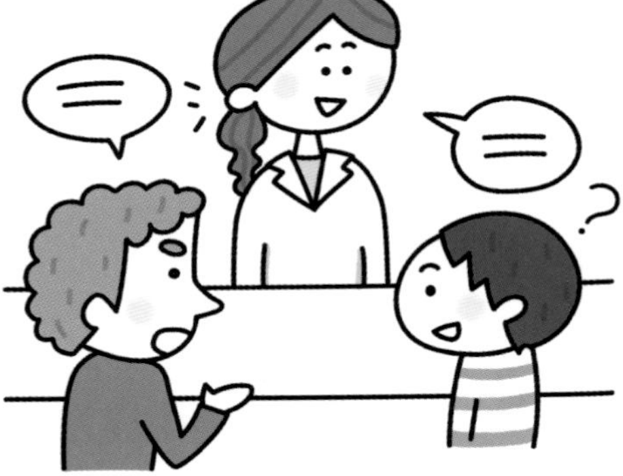

第三者返答

外国人と日本人が一緒に病院に来たとします．その外国人のほうが日本語でこちらの私に話して来たら，返事はどちらにしますか？ 当然マナーとしては，話しかけてきた方に答えるべきです．でも実際はそうなっていないようです．

言語学ではこの現象を第三者返答というのですが，話している外国人の気持ちを想像すれば，いかに不愉快なものかわかると思います．在住外国人(特に欧米系など顔で外国人とわかる人たち)の多くがこの第三者返答を経験しているというデータがあります[14)]．

相手は日本語にある程度自信があるから，同伴者がいるにもかかわらず自分から話してきているのです．そのメンツをつぶしているのが第三者返答なので，気を付けなければなりません．病院に外国人と日本人が一緒に来る場合，日本人が通訳で外国人が患者であると思い込みがちです．ところが，現実は必ずしもそういうわけではなく，自分で医療関係者と直接話したい外国人の方も当然いるのです．

実はこれ，車いすに乗っている人と同伴者の関係においても同じ問題が指摘されています．われわれは車いすの人を無視して，同伴者に返事をする傾向があります．2016 年に施行された障害者差別解消法においては，「本人を無視して介助者や支援者だけに話しかけることは差別である」とされています．いかなる場合でも話してきた人に返事をすることが大原則です．

公平な耳

第三者返答の背景にあるのは，外国人が話してくる日本語を聞き取れていない(可能性がある)という問題です．われわれは相手の顔で音声評価が変わるということがわかっています．外国人が日本語を話すとどうしても，顔で判断して「日本語があまりうまくない」という判断をしがちなのです．

「やさしい日本語」は，日本語母語話者の情報発信に注目することが多いのですが，相手の発する情報を受信することも非常に重要です．聞き手の国際化などともいわれますが，外国人の話す日本語を私たちはちゃんと理解する必要があります．この問題点を早くから指摘していたのは音声学者の土岐哲氏で，1990 年代から私たちが公平な耳を持つべきであるという提案をしています[15)]．

いろいろな人が話してくる日本語を理解すること．その日本語を話しかけてきた人に対して返答すること．こういったことは簡単に見えて実は奥が深いのです．かなり意識して行動しないと，相手に不快な思いをさせてしまいます．ちなみに，日本人は米英以外の英語に苦手意識があるようですが，これも同じ問題ですね．

5 質問と傾聴

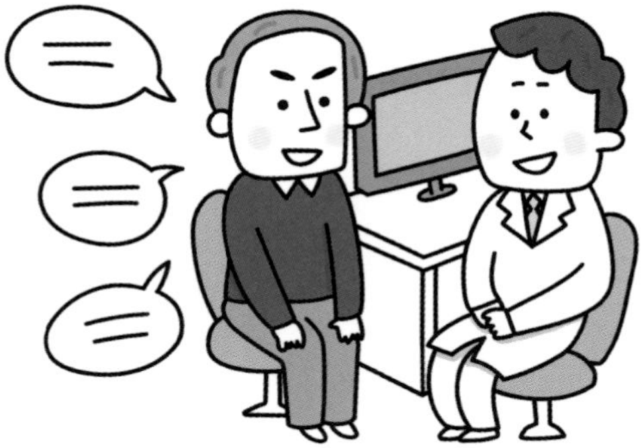

種類の違う質問で言い換える

「調子はどうですか？」のような漠然とした質問には，外国籍の方に限らず答えにくいものです．何を聞きたいのか絞って「足の痛みはどうなっていますか？」のように聞きましょう．相手に伝わらなかったときに，質問の仕方を工夫してみましょう．

対応例

「国はどこですか？」 ➡ 「ベトナムの人ですか？」

この例のように，wh 質問がダメな場合，yes-no 質問に置き換えてみると理解してもらえることもあります．

相手に伝わらない焦りやストレスから，言い換えるたびに声が大きくなることがありますが，声の大きさは変えないように心がけましょう．相手は耳が悪いわけではないのです．

また，「薬を飲みましたか？」と聞いた後，助詞をとって，「くすり」だけ繰り返してみる方法も有効です．どこまでが名詞でどこからが助詞か，聞いている人には難しいこともあるからです．

話の聞き方

患者さんの話を聞くときは，じっくり待ってあげてください．非母語話者は言いたいことを言語化するのに時間がかかります．忙しい時期などは早く情報を聞き出したいところですが，待つことは非常に重要です．日本の医師はアメリカと比べ話をすぐ切り上げるなどというデータも出ています．時間制約があるので仕方のないことですが，冷たく感じさせない工夫が必要です．

相手が何かを話し出した際，「うん，うん」とか「はい，はい」のようなあいづちを意識的にしてください．これは，相手の話を聞いていますよ，という印になるので，話している方にとってはとてもありがたいものです．また，相手の発話を繰り返すことも大事です．

患者　「この辺が痛いです」
医者　「ああ，ここが痛いんですね」

こういった繰り返しは，患者さんが言っていることを私は理解したという印になります．非母語話者は，自分の発音が正しいのか自信がありません．うまく伝わったかどうか気になる人にとっては，こういった繰り返しが非常にありがたいのです．

6 外国人＝「やさしい日本語」とは限らない

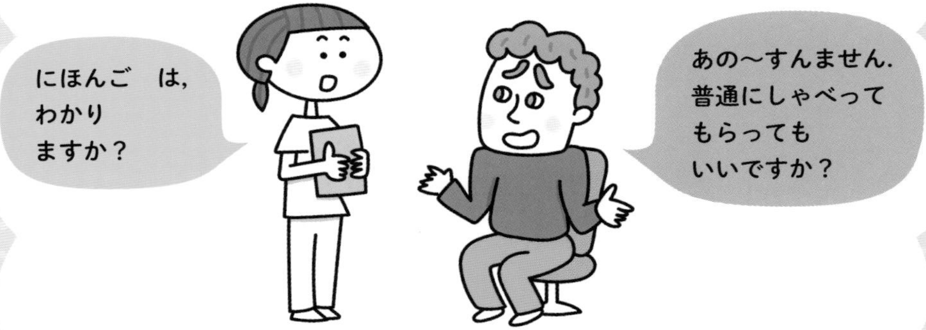
にほんご　は，
わかり
ますか？
あの～すんません．
普通にしゃべって
もらっても
いいですか？

相手の日本語能力をよくみること

外国人といえども，日本語能力が非常に高い人もおられます．少し話してみて，この人はうまいなあと思ったら，「やさしい日本語」はやめてください．特に顔が欧米系だと外見に惑わされて，普通に日本語で話すことが難しいようです（逆に東アジア系だと，顔で判断して普通に話しかけたりしがちです）．

人間は相手の言語能力を顔で判断していることが研究でわかっています．同じ発話を聞かせても，アジア人の写真と欧米系の写真を見せると，聞いた人の反応が変わってしまいます．

相手の気持ちを想像しましょう

外国人には日本語がネイティブのようにできる方もおられます．そういう方は，相手がどういう態度で話してきているかもわかるのです．過度にわかりやすい日本語を使うことが，その人の気分を害することにもなりかねません．

1980 年代に簡約日本語（日本語をわかりやすくして学びやすい言語にしようという提案）がありました．「やさしい日本語」に近い運動です[16]．ニュース記事として朝日新聞に登場した際，「北風と太陽」をやさしく書き換えたものが掲載されました．当時の反響を読者の声から集めて見ると，痛烈な批判をしていたのはほとんど外国人（日本語能力の高い方）でした．

「やさしい日本語」は子ども扱いではない

やさしく話すことは，子ども扱いとイコールではありません．「やさしい日本語」を説明する際，「子どもでもわかるようにかみ砕いて話す」のような説明をする人がいます．これはわかりやすく話すという点において正しいのですが，「子どもと接するように話す」と理解しては間違いになります．日本語能力の高い方は，わかりやすく話しているのか，子ども扱いしているのかは瞬時に判断できます．外国人と話していると，日本語能力のほめすぎや，自分に対してのため口（他の人には「です・ます」なのに）などに不満を感じるようです．

トラブル関連のエピソードを紹介します．自治体窓口で対応した職員が，「ほらほら，忘れないでね」「だめじゃないの，そんなことしたら」などという子ども扱い発言をし，頭にきた外国人住民がとある市長に手紙を出したところ，市長は慌てて謝罪の手紙を出してきたそうです[17]．こういう対応は，日本語能力の高い外国人にいつまでも忘れることのできない悪印象を与えます．

練習 外国人の日本語を聞きましょう

外国人の方が話す日本語をいろいろ聞きながら，日本語能力の高い人はどんな特徴があるのか考えましょう．その際，下記のコラムを読んでおくとヒントになります．

＊国立国語研究所『日本語学習者会話データベース』では，レベル別の外国人による日本語発話の音声が聞けます．https://mmsrv.ninjal.ac.jp/kaiwa/index.html

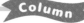

Column

外国人の日本語能力を判定する指標

私たちは外国人の日本語能力を判定する際に，顔で左右されてしまうことがわかっています．冷静に能力を判定するには慣れが必要ですが，ここではわかりやすい指標を紹介します．インタビュー形式で日本語運用能力を測定するOPIという試験を分析してみると，上級・超級といった能力の高い人が使う形式がわかります*．

例えば，「まあ，んです」なんていう形式が使える人は上級以上です．「まあそうですね～，最近はお酒は控えているんです」なんていうセリフがすらっと出る人は間違いなく日本語ができる人です．「てしまう，てみる，てくる」なんていうのも同じレベルです．「昨日お酒を飲んでしまいました」なんて言える人は上級レベルです．

さらに分析してみると，「こう，けれども，っていう」なんていう形式を使える人は，超級レベルです．「こう，なんていうんですかねえ～朝起きたときは痛いんですけれども，昼くらいには治まるっていう感じなんです」なんて言える人は日本語が非常にできると考えましょう．こういった特定形式に注目することで，相手の日本語が判定できます．

＊山内博之：『プロフィシェンシーから見た日本語教育文法』．ひつじ書房，2009．

実践編

Ⅱ．言い換え技術

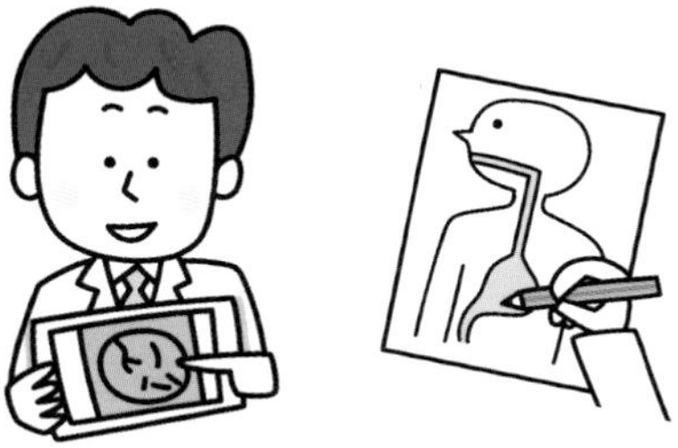

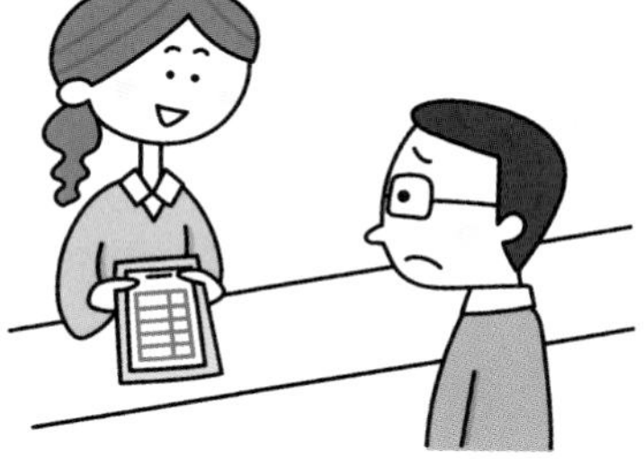

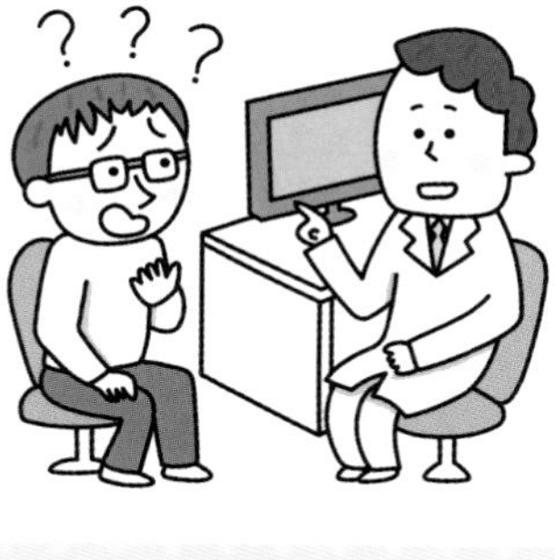

1 文を言い換える技術

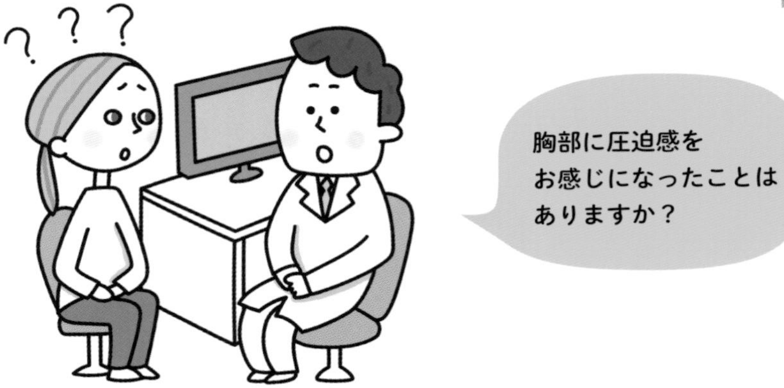
???
胸部に圧迫感を
お感じになったことは
ありますか？

言葉の言い換えを考える

相手の目の反応を見て，伝わっていないなと感じたとき，まずは文の言い換えを試してみましょう．冒頭の医師のセリフはやや難解ですが，どのように言い換えればいいでしょうか．

> 胸を押す強い力を（胸が押されると）感じたことはありますか？

こうすれば，漢語が減り尊敬語もなくなります．最初の言い方よりもシンプルになっているのはわかりますか．「やさしい日本語」の答えは一つではありません．相手の日本語能力によって同じ言い方も伝わったり伝わらなかったりします．同一人物であっても身体・心理的状況によって日々日本語能力は変動します．うまくいかなかったときは，どんどん次の言い換えを行いましょう．

胸に強い力，苦しいです，感じましたか？　いつですか？

こうやって細かく区切ってみるとうまく伝わるかもしれません．また，「感じ**たことがあります**」という文法は，「感じ**ました**」よりもずっと後から習う項目で難解です．そういった部分を言い換えてみると，相手に伝わる可能性は上がります．「はれてしまっています，痛めた状態にあります，冷やすことが大事です，包帯を巻いてあげてください，高い位置にしてください，寝ていただけますか」のように文の終わりを複雑にすると難解です．これらは「はれています，痛めています，冷やしてください，包帯を巻いてください，高くしてください，寝てください」と言い換えるとシンプルになります．

胸がとても痛いですか，苦しいですか？
今日ですか？　昨日ですか？（カレンダーを見せながら）
ずっとですか？　ときどきですか？

このようにさらに言い方を変えてみたり，モノを使ったり，工夫次第でいろいろな言い換えができます．こうやってさまざまな言い方をしてみると，相手にとっては理解のきっかけとなる選択肢が増えることになります．どこかでふと意味を理解できることもありますし，最後まで理解できないこともあるでしょう．

このへんのさじ加減は，コミュニケーションを行っているうちに上手になります．このレベルの人なら，これで伝わるだろうというレベル別言い換え案みたいなものが準備できるようになったら，対応はスムーズになります．

2 言葉を伝える技術

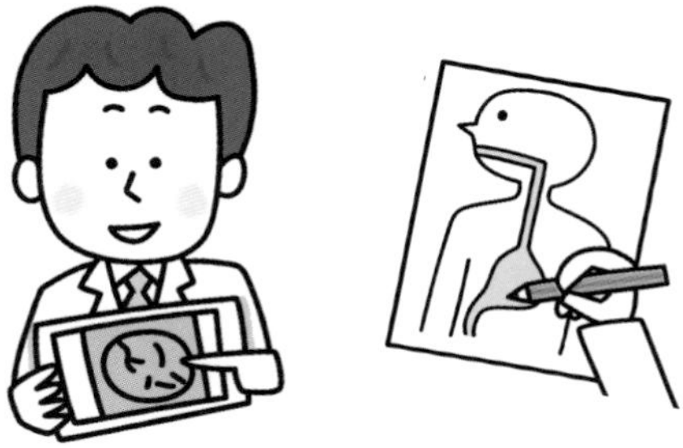

言い換え・実物・写真・翻訳

「やさしい日本語」が本書のテーマですが，医療現場では意図を伝え合うためにあらゆる工夫をすることになります．日本語にこだわる必要はありません．「初診」のような言葉は難しいのですが，「はじめてここに来ましたか？」と言い換えることが可能です．一方，「診察券」は言葉で説明するよりも，実物を見せたほうが早いです．「包帯，坐薬」など，モノの名前も実物を見せたほうが早いでしょう．実物が手元にない場合は，写真を用意しておけばタブレット型パソコンから見せられます．

症状や病名は多くの国で対応する表現があるので，翻訳するという手もあります．ここは大事だというキーワードをピンポイントで翻訳するというのは一つの技術です．

巻末資料に「症状選択コミュニケーションボード」，「病名伝達コミュニケーションボード」を表示します(p.92〜95 参照).こういったものをあらかじめ準備して対応しましょう.

さまざまなツールの活用

スマートフォンやタブレット型のパソコンを有効活用しましょう.翻訳ツールや写真の提示などは,困ったときにとても役に立ちます.まずはgoogle 翻訳や情報通信研究機構(NICT)の VoiceTra に触れてみてください(図 3,4).

紙とペンも大事なツールです.「キーワードとなる言葉を紙に書いて見せる」というシンプルな方法ですが,伝達効率はかなり上がります.嘘だと思った方は,ハリウッド映画を英語のまま英語字幕で見てみましょう.結構わかるものです.ひらがなを読める人が 84.3%いるというデータを文化庁が出しています[18).とにかく文字にすると理解できる可能性が広がるのです.

紙に重要な点を書いて渡すという方法は,医療関係者も実践しています.私は留学時,イギリスの大学の校医にアフリカ旅行に行くための予防接種を説明してもらったことがあります.そのとき,予防接種のリストを紙に書いてもらいました.おかげで家に帰ってから辞書をひいて,自分が何をするのか理解することができました.このように,相手に学習する機会を与えるという点においても,紙に書いて渡すという方法は有効かと思います.

実物や写真を見せる,文字化するといった方法は音声を視覚化するという効果的な方法です.われわれのコミュニケーションは 70〜90%が視覚に依存しているという研究もあり,視覚化は手堅い伝達手段であると言えます.

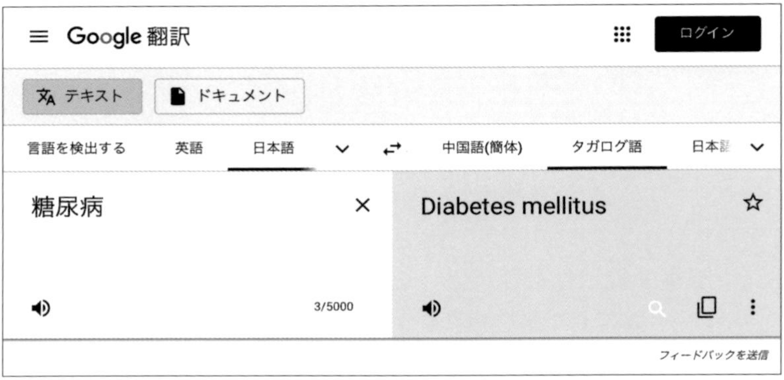

● 図３　機械翻訳アプリ　google 翻訳 ●

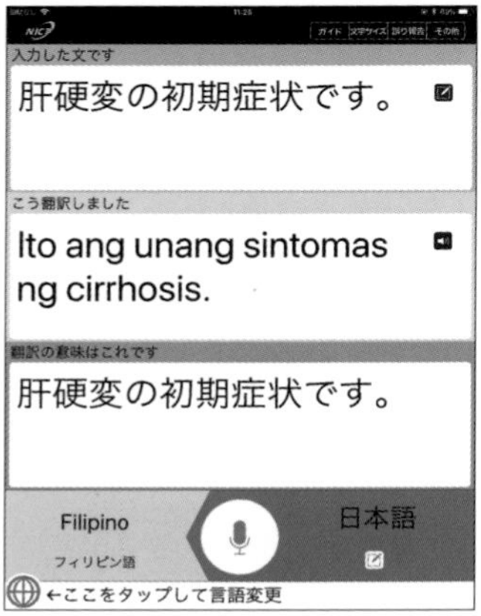

● 図４　翻訳アプリ　VoiceTra の画像 ●

Column

翻訳ツール

翻訳機械は，ウェブ上で使えるものが各種あります．例としてgoogle翻訳の画像を図3に入れました．左のボックスに日本語の文章を入れると，右のボックスに翻訳が出てきます．文章翻訳として使っている方が多いかもしれませんが，タブレットパソコンを用いて音声認識を使えば，翻訳機のような使い方もできます．画像ではフィリピンのタガログ語を選択していますが，言語もたくさんの選択肢から選べるので便利です．
https://translate.google.com/?hl=ja

図4はNICTのVoiceTraです．これはアプリケーションなので，ダウンロードして使います．こちらの長所はバックトランスレーションができることです．自分が話した内容がどのように翻訳されているのかを確認しながら話ができます．うまく伝わっていないときは表現を変えて再度翻訳にかければ，ミスコミュニケーションは防げます．このアプリは長めの文を話しても，翻訳して別の言語で音声が出てきます．図にはフィリピン語という表示がありますが，タガログ語のことです．
https://voicetra.nict.go.jp/index.html

VoiceTraは手続きをすれば救急隊に特化した機能をもつ救急ボイストラにバージョンアップができます．定型文があらかじめ登録されており，それらを使って指差しでやり取りができます．
https://www.nict.go.jp/info/topics/2017/04/170418-1.html

3 尊敬・謙譲語をやめましょう

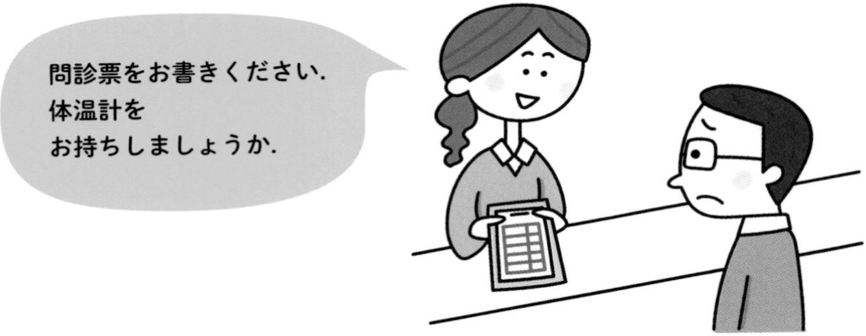
問診票をお書きください.
体温計を
お持ちしましょうか.

よかれと思ってやっているんですが…

窓口での受け付け，診察におけるやりとり，患者さんに向かって尊敬語・謙譲語を使う場面はたくさんあります．感じのよい対応にはとても重要ですが，尊敬語・謙譲語はとても難解です．日本人も大学を卒業するまで使いこなせていないというデータが出ていますが，外国人ならなおさら難しく，聞き取りすらできない可能性があります．まずは尊敬語・謙譲語を外してみるといいでしょう．

尊敬語・謙譲語の作り方

外し方を考える前に，尊敬語・謙譲語の作り方を考えましょう．「行く」という動詞は，「いらっしゃる」「まいる」になります．このように単語自体が変化するパターンが一つです．こういった動詞は頻度の高い「食べる」「行く」「言う」などです．

また，「書く」は，「お書きになる」「お書きする」という形式になり，「お～になる」「お～する」という形式も一つのパターンです．

尊敬語・謙譲語の形式

「食べる，行く，言う」など：単語が変化するパターン	
尊敬語	めしあがる，いらっしゃる，おっしゃる
謙譲語	いただく，伺う，申す
「書く，聞く，話す」など：形式的に作成するパターン	
尊敬語	お／ご～になる
謙譲語	お／ご～する

これら以外にも「お／ご～ください」「させていただく」など，尊敬語・謙譲語の形式はいろいろあります．

丁寧語を付ければだいじょうぶ

尊敬語・謙譲語を外してだいじょうぶなのかと心配されるかもしれませんが，「です・ます」という丁寧語をつければ，敬語は維持できます（動詞に関わる形式はすべて「ます」で変換できます）．ですからここでは，敬語をやめましょうと提案しているわけではありません．具体的な例を見てください．

対応例

- 体温計を**お出しします**． ⇒ 出します．
- カップをあちらで**お渡しします**． ⇒ 渡します．

依頼は「〜てください」

医療現場では相手に何か行動を指示することがよくあります．そういった場合は，「〜てください」の形で統一して依頼しましょう．これは比較的最初に学ぶ形式であり，外国人にも理解できる確率は高いです．

対応例

- 問診票を**ご記入ください**．⇒　書いてください．
- 保険証を**お見せください**．⇒　見せてください．

日本語には「〜ていただけないでしょうか」「〜しましょうか」「〜してもらえないでしょうか」などなど，さまざまな依頼の形式がありますが，「〜てください」に統一することで，こちらの指示はしっかり理解してもらえるようになります．

練習　尊敬語・謙譲語

以下に窓口や診察でよく使う言葉をあげます．「です／ます」「〜てください」に直してみましょう．

- ごはんは召し上がりましたか？
- 保険証をお持ちになりましたか？
- 本日はどうなさいましたか？
- (薬を)お出しします．
- 何とおっしゃいましたか？
- お加減はいかがですか？
- お待たせしてしまって，申し訳ございません．
- それでは，診察台に横になっていただけますか？
- お薬をお飲みになって，痛みの方はよくなられましたでしょうか？
- 次の予約日ですが，2ヵ月後に入れさせていただいてもよろしいですか？

- 病気の説明をさせていただきたいのですが，ご家族は何時頃にお見えになられますか？
- 検査について，何かお聞きになられたいことなど，ご質問がおありでしたらご遠慮なくおっしゃってください．

⬇

丁寧体（変換例）

- ごはんは食べましたか？
- 保険証を持ってきましたか？
- 本日はどうしましたか？
- （薬を）出します．
- 何と言いましたか？
- お加減はどうですか？
- 待たせてしまって，申し訳ありません
- それでは，診察室に寝てください
- お薬を飲んで，痛みはよくなりましたか？
- 次の予約日は，2ヵ月後に入れてもいいですか？
- 病気の説明をしたいのですが，ご家族は何時頃に来ますか？
- 検査について，何か聞きたいことはありますか？　ご質問があれば聞いてください．

次のステップとして，「お加減」→「調子，体の具合」，「お薬」→「薬」，「ご家族」→「家族」といった言葉の言い換えも考えるとさらにわかりやすくなります．

4 漢語にはご注意

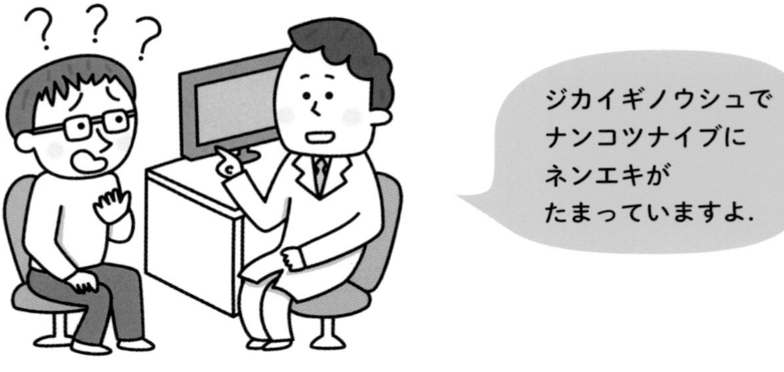
ジカイギノウシュで
ナンコツナイブに
ネンエキが
たまっていますよ．

日本人でさえわかっていない医療漢語用語

冒頭のセリフが難解なのは，「耳介偽嚢腫，軟骨，粘液」が漢語だからです．漢語は音だけでは伝わらないものもあり，実は外来語よりも難しいとされています．国立国語研究所の調査では，「わかりやすく言い換えたり，説明を加えたりしてほしい医療用語」は何かという問いに，漢語が 57.1％であったのに対して外来語は 56.5％でした[19]．

少し具体的に，認知率の低い漢語を上げてみましょう．「振戦，集学的治療，寛解，日和見感染，間質性肺炎」といった言葉は，日本人であっても知っている人（認知率）が 25％にも達しません．このような難解な専門用語は日本語母語話者が相手であってもそのまま使っては伝わりません．工夫が必要でしょう．外国人が相手の場合は，なおさら慎重に使わなければなりません．

漢語使用のコツ

漢語の専門用語の対応はいくつかのパターンがあります．ここでは国立国語研究所の提案[20]を元に，対応策を紹介します．この提案は，日本語母語話者に向けてなされているものですが，外国人対応にも応用は可能です．

「寛解」のように日常用語に置き換えられるものは「症状が落ち着いて安定した状態」のように言い換えられます．「炎症」のように説明が必要なものは，「からだを守るために，からだの一部が熱をもち，赤くはれたり痛んだりすること」などと解説をつけることで相手にわかりやすくなります．また「緩和ケア」のように，大事な用語は解説付きで意図的に使うことで，患者さんに覚えてもらうという方針も必要でしょう．

国立国語研究所の提案のポイントは，漢語の対応が一つではないということです．簡単に置き換えられる言葉をわざわざ難解な漢語で表現しているなら，すぐに修正すべきですが，そういったケースばかりではありません．大事な概念であるなら意図的に使うことも必要だということです．

漢語使用のコツ（例）

A. **置き換える**：日常用語に置き換えられるもの
　例「寛解」➡「症状が落ち着いて安定した状態」

B. **説明を加える**：理解度が低く説明が必要な用語
　例「炎症」➡「からだを守るために，からだの一部が熱をもち，赤くはれたり痛んだりすること」

C. **意図的に使う（解説付き）**：大事な用語（今後大事になる用語）
　例「緩和ケア」➡「痛みや苦しみを和らげる医療」
　＊状況によってはもっと詳しい説明を加える．

（文献 20）を基に作成）

なお，外国人の方が困っている漢語は，もっと基礎的なもので，専門用語ですらありません．

外国人にとっても難しい漢語

外国人にとって難しい漢語はどんなものでしょうか．「ごはん」は「食事」「経口摂取」などとも言えます．漢語にしてみると語の意味がややかたくなり，抽象的になるものもあります．そういった理由で，日常的な言葉の学習順序はまず「ごはん」のような和語を習います．漢語はどうしても習っていない言葉になりがちです．

また，同音異義語が増えることも外国人にとって漢語の難解なところです．「飲酒の習慣はありますか？」という例文で考えましょう．「シュウカン」という語を聞いたとき，日本語母語話者は頭の中で漢語に変換して理解します．その際に，「習慣」という正解が出てくればいいのですが，「週刊，週間，収監，終刊，集患」などなど，さまざまな例が頭に浮かびます．こういった選択肢がたくさんある日本語母語話者はいいのですが，外国人の方は選択肢が出てこないかもしれません．.

難解さのレベルを理解する

日本語の基本的な語彙は，旧日本語能力試験レベル（1 級から 4 級まで）がタグ付けされており，どの語彙が難しくてどれがやさしいのかというだいたいの基準があります．外国人が日本語を学ぶときは 4 級から 1 級に向かって上がっていきますから，裏返せば 1 級語彙は難解語彙，4 級語彙はやさしい語彙ということになります．

身体部位で言うと以下のような分布になっています．

1 級	肺，腸
2 級	胃，筋肉
3 級	のど，血
4 級	頭，鼻

この目安で，だいたいの難易度をつかんでください．4級が一番やさしい語彙ですが，頭や鼻といった日常的に話題になる可視部位です．1級に向かってだんだん不可視で，使用頻度も低い語彙になっていきます．

練習問題には，医療に関係がありそうな漢語語彙を集めてみました．こういう機会に，どの語彙が外国人にとって難解かという視点で漢語を眺めて，難解さのレベルをつかんでください．だいたいみなさんの直感と一致するので，慣れれば難しくはありません．

練習 漢語の言い換え

以下に窓口や診察で使う(可能性がある)漢語をあげます．他の言葉で言い換える練習をしましょう(p.51「漢語使用のコツ」のA.「日常用語に置き換えられるもの」とB.「理解度が低く説明が必要な用語」にわけてみるとヒントになります)．

- 入院 ➡
- 病棟 ➡
- 購入 ➡
- 会計 ➡
- 腫瘍 ➡
- 頓服 ➡
- 治験 ➡
- 動脈硬化 ➡
- 初診 ➡
- 退院 ➡
- 売店 ➡
- 採血 ➡
- 潰瘍 ➡
- 既往歴 ➡
- 脳死 ➡
- 副作用 ➡

解答：Aは「入院，病棟，購入，会計，初診，退院，売店，採血」です．入院(病院に泊まります／住みます)，病棟(病院の建物です)など日常用語で言い換えてみましょう．残りはBですが，腫瘍(細胞が異常に増えてかたまりになったもの)，頓服(症状が出たときに薬を飲むこと)といった説明例が文献20にあります．ダウンロードして検索してみましょう．

練習 漢語のレベル判定

以下に窓口や診察で使う(可能性がある)漢語をあげます．1級レベルの難解語彙は5つ，4級レベルのやさしい語彙も5つあります．それらを探してみましょう．

世話(する)，相談(する)，退院(する)，注射(する)，入院(する)，爪，手袋，足，医者，家族，歯医者，説明，背中，安静，応急処置，手術，消化，消毒，神経，診断，頭痛，病院，病気，治療，妊娠，保育，血圧，血液，健康，検査，呼吸，患者，吸収，外科，骨折

表1　級別漢語語彙リスト

1級	悪化，安静，応急処置，切開，担架，窒息，中毒，治療，妊娠，黴菌，発病，破裂，疲労，貧血，保育，発作，麻酔，末期，麻痺
2級	安定，息，医師，意識，医療，影響，衛生，栄養，改善，回復，我慢，感覚，患者，起床，休憩，吸収，唇，苦痛，外科，血圧，血液，結果，健康，検査，呼吸，骨折，手術，寿命，順調，消化，障害，消毒，小便，神経，身体，診断，人命，頭痛，増大，測定，体温，対策，調子，伝染，内科，皮膚，保健，待合室，虫歯，眩暈，薬品，火傷
3級	医学，受付，御見舞い，会話，看護婦*，気分，具合，怪我(する)，試験，事故，習慣，生活(する)，説明，背中，世話(する)，専門，相談(する)，退院(する)，大事，血，注射(する)，爪，手袋，入院(する)，喉，歯医者，部長，布団，予約
4級	足，明日，頭，医者，お酒，お手洗い，家族，学校，石鹸，洗濯(する)，掃除(する)，卵，誕生日，電話，動物，鳥，猫，歯，鼻，病院，病気，肉，耳，眼鏡，夜，両親，旅行(する)

＊語彙リストが1980年代に作成されているため，当時のままの用語が掲載されている．

(文献16)に基づいて作成)

解答：1級「安静，応急処置，治療，妊娠，保育」，4級「足，医者，家族，病院，病気」

Column

丁寧さとわかりやすさ

検査を終えた乳がん患者に向かって以下のAかBの言い方で転移を伝えます．印象はどう変わりますか？

A：「おそらく転移しています」
B：「他にがんが転移している可能性を否定するのは難しいかもしれません」

Aはストレートですが，Bはずいぶんぼやけています．わかりやすさという点ではAがお勧めですが，患者さんは必ずしもAを好むとは限らないでしょう．つまり，わかりやすさと丁寧さはぶつかるのです．

コミュニケーションにおける対人配慮を扱っている言語学の分野に，ポライトネス理論があります．そこでも伝達の効率性を上げれば上げるほど，言い方がストレートになり相手への遠慮の度合いが下がっていると指摘します*．

医療の場面ではこの丁寧さとストレートさの対立が大きな悩みになることは間違いありません．病気の説明や治療方法の選択肢をずばずばとストレートに言われたら，わかりやすい反面あまりに無神経であるという印象を与えてしまいます．ここで大事なのは，相手への丁寧さを気にしすぎると，わかりやすさはどんどん落ちていくという逆相関関係を頭において話すと言うことです．何事もバランスが重要です．

*滝浦真人・大橋理枝：日本語とコミュニケーション（放送大学教材）．放送大学教育振興会，2015.

実践編

5 外来語にもご注意

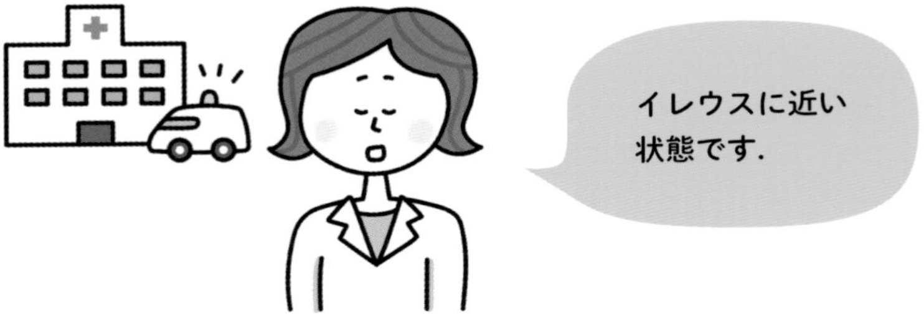

日本人にも難しい外来語

お医者さんの話す外来語が難しいという感想は，日本語母語話者でも口にします．国立国語研究所の調査では，漢語同様に外来語も分類しています[20]．漢語と同様，外来語もABCに分けて分類(p.51参照)しており，日常用語に置き換えられる「イレウス，エビデンス」などと，追加で説明が必要な「インスリン，ステロイド」などを分けて対応すべきであると指摘しています．また「インフォームドコンセント」のように大事な用語は，患者さんに覚えてもらえるように解説付きで意図的に使って普及を図るべきだとされています．

外国人にはもっと難しい

日本語母語話者ですら理解できない外来語があると書きましたが，外国人はもっと基本的な言葉につまづいてしまいます．旧日本語能力試験の級別語彙リストから，医療関係の外来語をいくつか拾ってみましょう．「ウイルス，コンタクト，ティッシュ」のような私たちにとって基本的な言葉が1級という難解語彙に指定されています．「カレンダー，スポーツ」などは4級語彙で比較的簡単なのですが，外国人にはそもそも外来語自体が難解です．その理由は，外来語の出現頻度が低いことにあります．例えば以下の一連の会話をご覧ください．

スタッフ：今までお薬を飲んで，気分が悪くなったり，湿疹が出たりしたことはありますか？
患者　　：ありません．
スタッフ：お薬や食べ物で**アレルギー**はありますか？
患者　　：それもありません．
スタッフ：それでは，今まで何か大きな病気などされたことはありますか？
患者　　：特にありません．

外来語が出てくるのは一回だけです．つまり会話においては基本的に音の連鎖を和語か漢語に変換して理解すればいいのですが，たまに英語(医学用語ではドイツ語の場合も)が混じっているというのが日本語の現状なのです．この「たまに」混じっているというのが曲者です．いつ来るかわからない外来語に備えて，いつも心の準備をしておかねばなりません．

英語話者には伝わるのか？

英語がわかる人にとって外来語はわかりやすいんじゃないか，と言われることがあります．しかし外来語は，もともとの発音をずいぶん日本風にアレンジしています．日本語は開音節といって，子音が単独で音を形成することがまずありません．必ず子音と母音がセットになります．英語話者であったとしてもすぐに理解するのは難しいと言います．ましてやドイツ語など他の言語がときどき混じってくるとさらに難易度が上がってしまいます．自分の話をよくモニターしながら，外来語が出てきたら言い換えを考えましょう．

練習 外来語の言い換え

以下の外来語をほかの言葉で言い換えてみましょう．実物を見せたほうが早いものにはチェックをつけましょう．それらは，実物を用意すればいいので言い換える必要はありません．

- ☐ ガーゼ
- ☐ マウスピース
- ☐ カウンター
- ☐ アルコール
- ☐ クレジットカード
- ☐ メタボリックシンドローム
- ☐ ポリープ
- ☐ ショック
- ☐ セカンドオピニオン
- ☐ プライマリ・ケア

解答：実物や写真を見せて対応できるものは「ガーゼ，マウスピース，カウンター，アルコール，クレジットカード」です．残りは言い換える必要があります．例えばメタボリックシンドロームは，「内臓に脂肪がたまることにより，さまざまな病気を引き起こす状態」といった解説が文献 20 にあります．ダウンロードして検索してみましょう．

練習 外来語のレベル判定

以下に窓口や診察で使う(可能性がある)外来語をあげます．1級レベルの難解語彙は3つ，4級レベルのやさしい語彙も3つあります．それらを探してみましょう．

カロリー，カップ，チェック，プログラム，テスト，ストレス，
アルコール，レントゲン，ベッド，レポート，カルテ，レンズ

表2 級別外来語語彙リスト

1級	ウイルス，オリエンテーション，カルテ，コンタクト[レンズ]，ストレス，ティシュ(ペーパー)，レントゲン
2級	エチケット，カロリー，クリーム，ケース「箱」，コミュニケーション，サイン，サンプル，スケジュール，トレーニング，バランス，プログラム，レンズ
3級	アルコール，チェック(する)，レポート／リポート，サンダル，スクリーン，ガラス
4級	カップ，カレンダー，スポーツ，テスト，ベッド，ワイシャツ

(文献21)に基づいて作成)

解答：1級「ストレス，レントゲン，カルテ」，4級「カップ，テスト，ベッド」

6 オノマトペ（擬音語・擬態語）は伝わらない

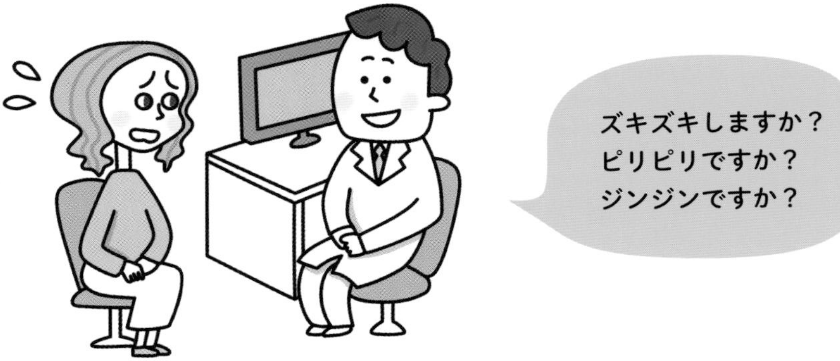
ズキズキしますか？
ピリピリですか？
ジンジンですか？

日本人には簡単でも外国人には非常に難解

医療関係者は痛みの様子を知りたいとき，オノマトペを用います．しかしこれは，外国人には非常に難解なのです．オノマトペは，日本語能力試験のN1（最高レベル）を取った人でさえ，多くは理解できないと考えてください．翻訳で一対一対応ができないので理解に時間がかかります．ですから，習得するには長時間，生の日本語に触れる必要があります．

また，今の日本語教育の規範には，オノマトペが組み込まれていません．日本語教師が意識的にオノマトペを教えているのでなければ，通常の教科書だけで学んだ人には習う機会が非常に少ないのです．

日本語母語話者には簡単です

オノマトペは，日本語母語話者がきいたら一言でだいたいどんな症状かが伝わるという大きな情報量をもっています（それゆえに翻訳がしにくいのですが…）．例えば，以下の例を線で結んでみてください．大半の日本語母語話者は一致した答えを出すかと思います．

ズキズキ	せきが出る
フラフラ	頭が痛い
ムカムカ	寒気がする
ヒリヒリ	胃の調子が悪い
ゾクゾク	めまいがする
ゴホゴホ	やけどをした

オノマトペは日本人にとってはさほど難解ではないため，④，⑤で見てきた漢語や外来語とは本質的に異なります．外国人だけが抱える問題であると言えます．

医療現場で使われるオノマトペ

実は，メディカルオノマトペの調査を見ると，医療現場で使われるオノマトペはかなりたくさんあることがわかります[22]．

ジンジン，ガンガン，ズキンズキン，チクチク，ビリビリ，キリキリ，ギシギシ，ズンズン，ズーン，ゴリゴリ，ガクガク

対策としては，「避けられるなら使わない！」という方針をお勧めします．ところが，オノマトペは痛みの種類などを伝える機能があるため，他の言葉で言い換えがきかないものもあります．表3にあるようなオノマトペ解説を参考に，よく使うオノマトペをどういう意味で使っているのか一度分析してみることをお勧めします．きっと言い換えがしやすくなります．

医療者向けに「やさしい日本語」のワークショップを行っていると，参加者がオノマトペを外国人相手に使ってしまう場面を目にします．「オノマトペを使わないで」と指導しているのですが，避けるのが難しいようです．そこで，医療×「やさしい日本語」研究会では，表3のオノマトペコミュニケーションボードに多言語の翻訳を付けた「医療現場でつかえるオノマトペシート」をウェブ上で公開しています（言語は順次拡大中）．ご活用ください．
https://easy-japanese.info/seminar-materials

練習　オノマトペの意味

以下の A〜D の説明にあるオノマトペを下の欄から選びましょう．

A. 脈を打つような痛み
B. 針のように鋭いもので何回も刺されるような痛み・感覚
C. 頭が激しく連打されるような強い痛み
D. 重いものがこすれ合ってきしむような，滑らかでない感触
E. 寒気がして身体が大きく震える様子

ガクガク　ズキズキ　ガンガン　ギシギシ　チクチク

解答：A. ズキズキ，B. チクチク，C. ガンガン，D. ギシギシ，E. ガクガク

表3　オノマトペコミュニケーションボード

種類	意味	例文
ガクガク	「膝」がガクガク：膝関節が安定せずに動いているように感じる 「身体」がガクガク：寒気がして，他から見てわかるほど体が大きく震える様子	• 長い坂を一気に駆け下りたら，膝がガクガクする． • 寒気がしたと思ったら身体がガクガク震えて止まらず，その後高熱が出た．
ガンガン	頭が激しく連打されるような強い痛み	• 二日酔いで頭がガンガンする．
ギシギシ	重いものがこすれ合ってきしむような，滑らかでない感触	• 肩関節を大きく回そうとしたらギシギシする感じがした．
キリキリ	錐状のものを差し込まれるような鋭い痛み	• ストレスで胃がキリキリ痛い．
ゴリゴリ	固いものがこすれたときに出る音．歯ざわり，手ざわりが硬い状態	• 年をとってから，階段を上がるときに膝がゴリゴリするように感じる． • 首のリンパ節がゴリゴリ触れる．
ゴロゴロ	目の中に大きめの異物があるような感じ	• ほこりが入って目がゴロゴロする．
ジンジン	寒い時に指先がしびれたときのような痛みが脈打つように感じられる	• 怪我をしたところが腫れてジンジンする．
ズーン	深いところに響くような重い痛み	• 暴飲暴食で胃がズーンと重い．
ズキズキ	脈を打つような痛み	• 虫歯が悪化して歯がズキズキする．
ズキンズキン（ズッキンズッキン）	脈を打つように，強く痛む様子．脈打つ感じがズキズキよりも強い	• 片頭痛でこめかみのあたりがズキンズキンと痛かった．
ズンズン	傷などが脈打つように痛む様子	• 蓄膿症で，眼の奥がズンズンと痛む．
チクチク	針のように鋭く先のとがったもので何回も刺されるような痛み・感覚	• 散髪の後，背中に入った髪の毛がチクチクする．
ドキドキ	心臓の拍動が大きく感じられたり，不規則に感じられる	• 初めて大勢の前でスピーチすることになり，心臓がドキドキした．
ビリビリ	電気が流れるような，しびれるような痛み・感覚	• 慣れない正座をしていたら，足がビリビリしてきた．
ピリピリ	皮膚表面を電気が走るような刺激的な痛み・感覚	• 化粧品が合わず肌がピリピリする． • 日焼けした背中がピリピリする．

7 美化語（お／ご～）はほどほどに

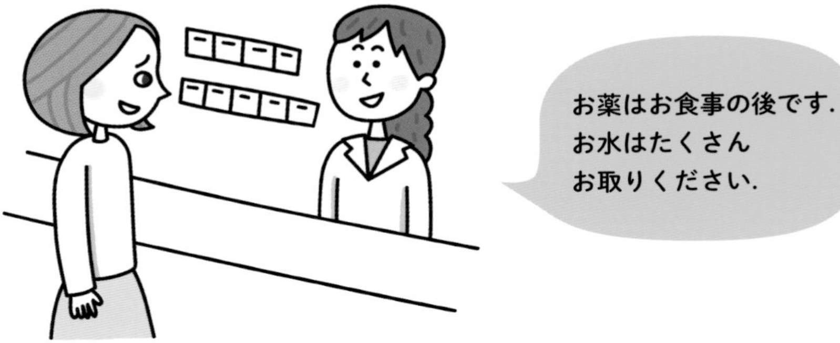
お薬はお食事の後です．
お水はたくさん
お取りください．

美化語に注意

お薬・お食事・お水など，日本語は名詞にお／ごを追加すると，丁寧な言い方になります．敬語の中で美化語と言います．ところが，この美化語を付加すると，非母語話者には若干聞き取りにくくなります．

日本語のアクセントは，それぞれの音に高低を付加するタイプで，英語などの強弱アクセントとはずいぶん違います．日本語は名詞にお／ごを追加すると，全体のアクセントが変わってしまうのです．

アクセントが変わる

具体例を見てみましょう．「くすり」は「く（低い）す（高い）り（高い）」というアクセントがついています．ところが，「おくすり」は「お（低い）く（高い）す

(高い)り(低い)」となり，音と高低の関係が異なることにお気づきでしょうか.

この問題の解決策は簡単です．名詞にお／ごを付けるのをやめましょう．可能な範囲で結構です．イラストの薬剤師も，「薬は食事の後です．水はたくさんとってください」と言えば，ずいぶんわかりやすくなります．医療会話で以下のような美化語が使われています．これらはお／ごを取っても大丈夫です.

お～

お薬，おうち，お話，お食事，お水，お胸，お口，お鼻，お約束，
お名前，お時間，お食事代，お部屋代，お気持ち，お考え

ご～

ご家族，ご気分，ご受診，ご案内，ご利用，ご提示，ご精算，
ご予約，ご入院，ご購入，ご用意，ご自宅，ご不明点，ご相談

美化語は外せない言葉もある

ところが，美化語の問題が少し難しいのは，必ずしもお／ごを取ってもいいわけではないことです．以下の言葉は，お／ごを取ると，意味不明になったり，やや乱暴になったりします．つまり，お／ごがセットになってて引き離せない言葉が日本語にはあるということです．こういったものは言い換えを考えるなど工夫が必要です.

お子様，お客様，おなか，おむつ，お手洗い，お通じ，お小水，お金，
お薬手帳，ごはん，お酒，

練習 美化語

以下に窓口や診察で使う(可能性がある)用語をあげます.「お／ご～」を取っても普通に使えそうなものを選びましょう.また,取ってみて,意味不明になるものと,乱暴になるものは空欄に入れましょう.

お仕事,おそうじ,お誕生日,お荷物,お洋服,お風呂,ご連絡,ご気分,ご理解,ご本人様,お産,おかず,お友達,おしゃれ,おまけ,お天気,お勧め,お買い物,お彼岸,お祝い,おでこ,おてんば,お引越し,お休み,お店,お酒,お小遣い,お仕事,おにぎり

意味不明	乱 暴

解答:「お産,おかず,おしゃれ,おまけ,おてんば,おにぎり」は意味不明／意味が変わるものです.乱暴さは人によって異なりますが,「酒,小遣い」あたりはみなさま乱暴に感じるのではないでしょうか.

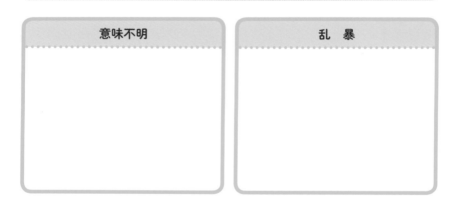

Column

英語圏の取り組み　plain English

アメリカやイギリスでは早くから plain English という「やさしい英語」の取り組みが行われてきました．両国とも 1940 年代には議論が始まり，運動としては 70 年代に盛り上がります．阪神・淡路大震災以降に議論が深まった日本よりもずいぶん早いことがわかります．両国は英語非母語話者が選挙権を持っており，政治家がまずわかりやすくなければ選挙に勝てないというお国事情があります．ですから法整備などを通して，政治家から進んでわかりやすく伝える姿勢を見せるのですが，日本はなかなか政治家主導とはいきません（帰化しない外国人には一切選挙権がないので）．

公共放送は日本もがんばっています．NHK がインターネットで配信しているやさしい日本語ニュース「NEWS WEB EASY」は，2012 年から試験運用を開始して，2013 年から本格運用が始まっています．自動読み上げ機能もついているので，音声情報として聞くこともできます．また，災害時には NHK のひらがなツイッターも活躍しています．こういった情報発信を日本人も見ることによって，「やさしい日本語」の重要性が広がっていけばいいなと思っております．

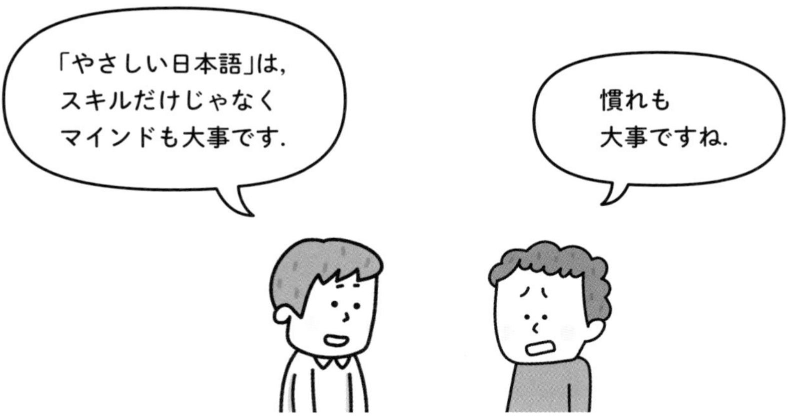
「やさしい日本語」は，スキルだけじゃなくマインドも大事です．
慣れも大事ですね．

外国人・外国人支援
現場の声を聴く

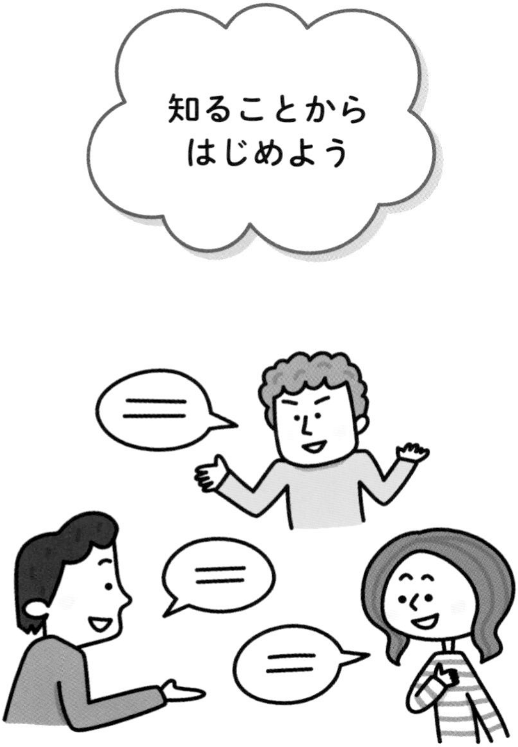

外国人の声

インタビュー実施とまとめに際し，安銀柱（アンウンジュ）さんにご協力いただきました.

伝えようとする姿勢がうれしいです

医療関係者は外国人慣れしていないんじゃないか，という声がありますが，そもそも医療関係者に限らず，多くの日本人は外国人慣れしているのでしょうか．国内に外国籍の方は全人口の2%程度しかいない上に，歴史的に朝鮮半島出身の方が多数派だったので顔も似通っています.

こちらが不慣れであろうとも，意思疎通を図ろうという姿勢は伝わることがわかります.

個人的な経験です．日本人のお医者さんは，少し外国人に慣れていない気がします．どのように接していいのかわからないのではないでしょうか.「話してもどうせ伝わらないのではないか」と思っているようです．どうせ伝わらないのではないかという姿勢では，絶対に伝わらないと思います.

日本語の能力は，体調不良の時低くなります．病院に来る人は通常よりも日本語能力が落ちていると言えます．紙に病名を書いてくれたり，翻訳ツールを使ってくれたり，情報を伝えようという姿勢を見せてくれる医師がいると，とてもうれしくなります.

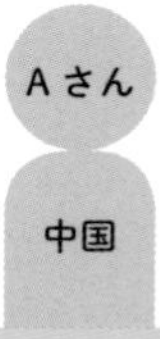

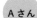

外国人患者さんが受診するのは症状が進んでから

勝手のわからない国で医療機関にかかるというのはかなり勇気がいるものです．日本にいる外国人の方も同じことが言えるでしょう．外国人患者さんは症状がひどくなってから来ている可能性があります.

日本のお医者さんがまじめで誠実だということは理解しています．ただ，外国で病気になるといろいろな種類の不安が重なり，なかなか病院に行くということはできません．留学している人の場合，病気のせいで勉強を断念することになるかもしれないのです．文化の違いもあります．かぜをひいたくらいで病院に行く人は，外国にはあまりいないのではないでしょうか．そういうことを考えると，日本で病院に行こうという外国人は，やや症状が重いと考えたほうがいいと思います．

Bさん
フランス

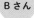

「だいじょうぶ」ばかりでは不安になります

英語のコミュニケーションがうまくいかないとき，「It is OK！」などと言って話を切り上げたくなる気持ちは大変よくわかります．自分と母語が異なる人を相手にするとき，私たちは詳細な説明を避けて話題を短く切り上げてしまう傾向があるという論文も出ています．こういうことを医師がすると，外国人患者は大変気になるようです．「だいじょうぶ」ばかりの医師の言葉は患者を不安にさせます．

妊娠８ヵ月で入院したが，言葉が通じなかった．先生は簡単な英語で対応してくれたが，英語の発音が違って英語でも理解できなかった．先生は１日４回来ていたがだいじょうぶしか言わなかった．不安だった．

子どもが４歳でずっと咳をしている．耳鼻科へ行くと小児科へ行くように言われて小児科へ行ったけどなかなか治らない．アレルギー検査をしてもらいたいけど先生はだいじょうぶしか言わない．

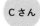

Cさん
中国

痛みに耐える文化，抑える文化

海外の方とお話をしていると，ちょっとした処置にも文化の差があることに気づかされます．また痛みについても違いがあるようです．

日本では無痛分娩を勧められた時，「普通がいいです」と答える妊婦さんは少なくないと思います．この選択の背景には，「自然に出産したほうがいい」という発想があるのではないでしょうか．なんでもかんでも麻酔で痛みをなくすことを嫌う文化が日本にはあるのではないかと思います．ところが，国によってはあらゆる痛みは抑えてしまいたいという文化もあるのです．

胃の調子が悪くて胃内視鏡をすることになった．韓国では「睡眠内視鏡」が当たり前だったのに，日本の病院では麻酔をしないで内視鏡をしたので凄く辛かった．検査で麻酔を使うことのリスクもあると思うけど，患者の苦痛にもっと対応して欲しい．

Dさん
韓国

Eさん
タイ

陣痛の時，日本人の先生は痛みを我慢させる．タイの場合，注射などで痛みを抑えてくれる．

「はい」の意味

先生　「痛いですか？」
Fさん　「はい」
先生　「少し痛いですか？」
Fさん　「はい」
先生　「すごく痛いですか？」
Fさん　「はい」
先生　「痛くないですか？」
Fさん　「**はい**」

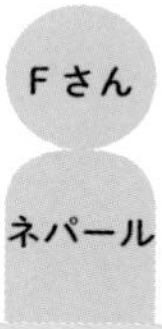

このネパールの方と医師との会話例は，非常に興味深いです．最後の「はい」は，会話の流れだけを見ると，二つの解釈が可能です．

一つ目は，意味がわからず「はい」と言って会話を切り抜けようとしているという解釈です．国によっては，医師に質問したり，聞き返したりなんてことはとてもできない文化があり，「わかりません」なんてとても言えないのです．上の会話はこれに当てはまります（本人談）．先生が外国人に慣れておらず緊張していたり，ちょっと急いでいたりするとなおさら患者さんも緊張します．患者さんが緊張すると，リスニング力は落ちます．

もう一つは，意味はわかっているが，言語の違いから「はい」を選ぶパターンです．日本語において，「痛くないですか？」という否定疑問文は「はい」で「痛くない」という意味になります．これは世界共通ではありません．例えば英語では，「痛くないですか？」の答えは，「No（いいえ）」で「痛くない」の意味になります．

こういったコミュニケーション上の違いにも留意する必要があります．

外国人相談の現場からの声とサポートのポイント

日本に住民として生活する外国人は年々増加しています．1990 年に国内で暮らしている外国人は 107 万人だったのが，2020 年には 288 万人を超えています．保健・医療の現場では，さまざまな外国人と接することでしょう．観光客など一次的に日本を訪れている外国人と，日本に 3 ヵ月以上暮らす外国人(中長期滞在者)とでは少しずつ対応も異なります．

日本に暮らす外国人住民の背景にある 3 つの壁

外国人住民が直面する大きな問題群として「ことばの壁」「制度の壁」「こころの壁」という 3 つの壁があるといわれています．「ことばの壁」とは，言語的なことに起因する障壁であり，「制度の壁」とは主に在留資格に起因し，「こころの壁」とは，日本に暮らす中でのストレスなどがあげられます．地域の外国人相談に寄せられたエピソードをいくつかご紹介します．

「ことばの壁」①　話せるけれど，専門用語は難しい

フィリピン人のＧさんは日本に暮らして 20 年になります．フィリピンで知り合った日本人男性と結婚し来日しました．その後 2 人の子どもに恵まれましたが，年の離れた夫は，しばらくすると病気になり，併せて認知症も患いました．子どもたちの育児に加えて，夫の介護にあたることになり，ケアマネージャーさんがついてくれることになりました．普段のやり取りは日本語で何とかできますが，専門用語は難しいと感じます．特に「ケアプラン」「後期高齢者」など普段の生活では聞いたことのない言葉が出てくると，とたんにわからなくなってしまいます．しかし，その言葉がわからないと言うことができず，ついつい「はい」「はい」と返事をしてしまいます．

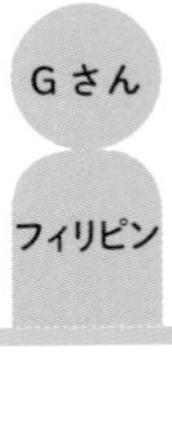

日本に暮らす外国人の中には，来日後，日本語を家族や職場での会話から学んだという人が多くいます．また，地域では，ボランティアさんによって週１回程度，公民館などを借りて開かれる地域日本語教室がありますが，そこにすべての人が通えるわけでもありません．

耳から学んだ日本語なので，日常的な会話をすることはできますが，専門用語は難しい，文書を読むこと，書くことは難しい人もたくさんいます．日本語を体系的に勉強する機会がない人も多く，ひらがな，カタカナ，漢字と多様にある文字を覚えることは，なかなか厳しいことが想像できます．

ことばの壁を越えていくために「やさしい日本語」がとても有用です．専門的なことばを，短く，簡単な言葉で説明してみてはどうでしょうか．また，大切な言葉，キーワードは紙に書くのも有効です．あとでその言葉をインターネットで調べたり，日本語ができる人に聞いたりすることもできます．

「ことばの壁」② 話せるけれど，読むのは難しい

タイ人のＨさんは，お弁当工場のラインでお惣菜を詰める仕事をパートタイムでしています．先日会社の指示で，工場で働く人はすべて，指定された病院で健康診断を受けるように指示がきました．20ヵ所ちかい指定病院の一覧が配られました．書類には病院名と住所，予約電話番号が書かれていました．Ｈさんは病院に行かなければならいこと，期日までの健康診断書を提出しなければならないことはわかっています．しかし，会社が配った病院リストが読めなかったのです．そのリストには，病院名の横に住所が書いてあるのですが，運悪くＨさんが暮らす町には指定病院はありませんでした．自分の住所ならその漢字がわかるのですが，他の町の漢字が読めませんでした．

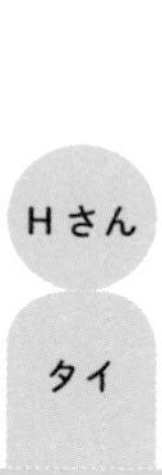

会社の誰かが，どこに病院があるのかを口頭で説明ができていたら，Hさんはもっとスムースに対応ができたかもしれません．漢字にふりがなをふることも有効です．そばにいる人が読んであげられたら，もっと心強いでしょう．日本では大事なことほど書面で来ることが多いように思います．そして，公の書面には，時候の挨拶や定型的な文書などが書かれていて，そのあとに伝えたい重要な情報が記載されています．外国人に公の書面での案内は難しいことが多いようです．ぜひ，書面を口頭で説明してあげてください．

「ことばの壁」③　話せるけれど，書くのは難しい

シングルマザーでインドネシア人のＩさんは，病院などで，手続き書類の記入となると急に曇った顔になります．自分の名前と子どもの名前，そして住所が書かれたメモを持ち歩いて，それを横に置いてなんとか映して書いています．細かい記述が必要な書類には，ひらがな交じりで書かれた文字が並ぶときがあります．よく聞くと，小学生になった子どもが書いていることがわかりました．

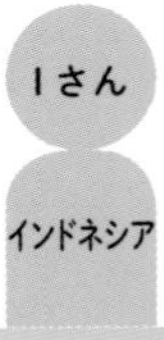

こんな時，「書けますか？」「書きましょうか？」と一声かけることは，外国人にとっては失礼ではないし，とても助かると思います．一方で，中国などの漢字圏の出身の人は，読むよりも書くことのほうがよいという人もいます．日本語の会話はできるけれど，読んだり書いたりするのは苦手な人が多いことを念頭に置き，ひと声かけてみてあげてください．

「制度の壁」① 在留資格とは何か？

ある日，歯が痛くなったバングラデシュ人のＪさんが病院に行きました．Ｊさんは，片言の日本語なら話すことができます．病院に入ったら，受付の人が用紙を出して色々聞いてくれました．何か住所や名前のほかに，保険に関する大切なことを聞かれているのですが，受付の人が話す日本語が丁寧すぎてわかりません．受付の人も，一生懸命話しているので，自分のもっている「保険証」のほか，「在留カード」を差し出しましたが，これで用が足りるのか不安です．

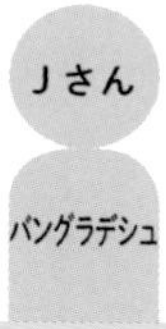

病院で，外国人の方の初診受付をするのは大変だと外国人側からも病院側からも聞きます．必要な情報を聞き取るとき，外国人に説明してもらったり，書いてもらうのは大変です．そのとき，「在留カード」を見せてもらうとスムーズです．日本に暮らす多くの外国人は在留カードをもっています．

日本の法律では「外国人とは日本国籍を有しないもの」と定義されています．その上で，「外国人は在留資格をもって日本に滞在している」とされています．在留資格とは，外国人が日本に適法に在留するための資格のことです．

この在留資格を「在留カード」で確認することによって，その人がどのような状態で日本にいるのかわかることができます（図）．そこには，氏名，生年月日，住所，国籍，在留資格，在留資格の期限，就労の可否などが記載されています．外国人の人はこのカードを携帯しています．「ザイリュウカード」という言葉は日本に暮らす外国人であればとても大切な言葉で，多くの人が知っています．カードを見て，診察に必要な情報を確認することができます．

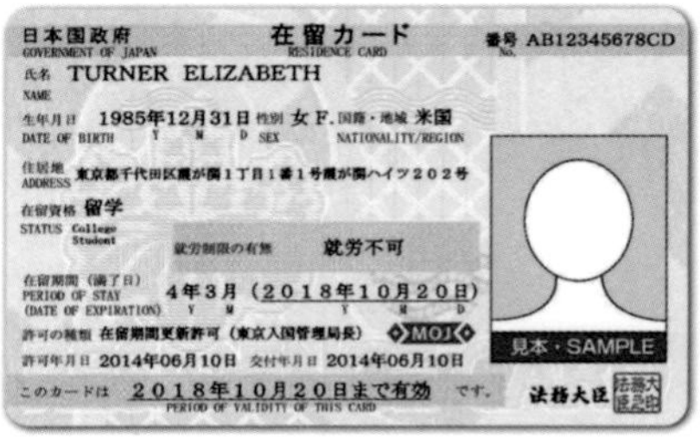

表面

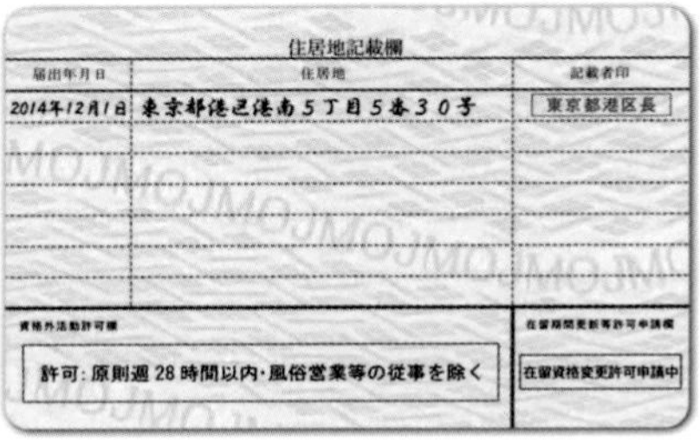

裏面

図　在留カード

「制度の壁」②　生活・福祉サービスが在留資格によって異なる？！

中国人のKさんは，第2子となる赤ちゃんを出産しました．あるとき，住んでいる町の役所から保健師さんが家にきました．赤ちゃんの様子を話しながら，同じ中国人の夫が働く会社が倒産しかけていて，金銭的に生活状態が厳しいことを，片言の日本語で話しました．小学校に通う上の子の給食費なども負担であることを伝えました．保健師さんは話を聞いてくれましたが，Kさんは保健師さんにこのような生活の相談をしてもよかったのか，誰に相談したらいいのかわからないなと思いました．

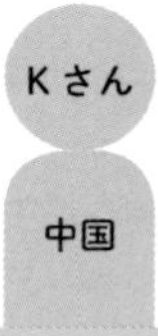

外国人相談センターには，行政担当者からの相談もたくさん来ます．外国人集住地域の自治体は外国人住民への対応などのノウハウがありますが，外国人散住地域の自治体では，外国人住民への対応経験が少なく，戸惑うこともあるようです．自治体の生活困窮などの窓口や教育委員会のほか，保健師さん，保育士さん，ケアマネジャーさんのような対人支援の専門職の人たちからの相談が多いように思います．

外国人相談に対応するときにまず大切なのは，困っている人がどのような「在留資格」で日本に暮らしているかを確認することです．自治体で受けられる福祉サービスにはすべての人が受けられるものもあれば，在留資格によって異なるものもあります．外国人の場合は在留資格の有無や種類(表参照)によって状況が異なることを知っておくことが大切です．

その上で，ぜひ自治体や都道府県にある外国人ワンストップ相談センターなどに電話で確認したり，相談してみましょう．多くのセンターは行政書士や弁護士などの専門家や専門組織と連携しているので，複雑な相談の場合はそちらへつないでもらえます．ぜひセンターを活用してください．センターは「お住いの自治体・県名と外国人相談」と入力し検索するとでてきます．

「制度の壁」③　日本人は外国人が在留資格をもって暮らしていることを知らない

モンゴル人のＬさんは日本人の夫と結婚し，１歳と３歳の子どもがいます．結婚当初はやさしかった夫ですが，子どもが生まれてから，Ｌさんへの束縛はひどくなりました．お金の使い方について細かく指示を受け，どこに誰と行くのかも細かく詮索され，時に予定時間より遅く帰宅するようならばひどい癇癪で怒られるようになったそうです．そして，最近は怒った際に暴力を受けるようになり，その騒ぎの声を聞いたアパートの大家さんがたまたま民生委員だったこともあり，女性相談につながりました．Ｌさんは日本語もかなりできるので，女性相談員さんの話は心強いのですが，Ｌさんのもっている「日本人の配偶者等」という在留資格の更新のことを考えると，やはり夫の元に戻るしかないのかもしれないと不安な気持ちになります．女性相談員さんから「在留資格」に関する言及はありませんでした．

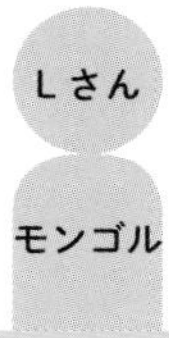

外国人は在留資格をもって暮らしています．日本人の配偶者である人に付与されるのが「日本人の配偶者等」という在留資格です．この在留資格を取るためには，日本人の夫または妻の協力が必要です．彼女は，在留資格を更新できないとオーバーステイになる，自分だけ日本から出ていかないといけなくなるのではと考えているのではないかと思います．

外国人の支援を行うときに，この「在留資格」について丁寧な聞き取りと共

表　在留資格一覧

就労が認められる在留資格(活動制限あり)

在留資格	該当例
外　交	外国政府の大使，公使等およびその家族
公　用	外国政府等の公務に従事する者およびその家族
教　授	大学教授等
芸　術	作曲家，画家，作家等
宗　教	外国の宗教団体から派遣される宣教師等
報　道	外国の報道機関の記者，カメラマン等
高度専門職	ポイント制による高度人材
経営・管理	企業等の経営者，管理者等
法律・会計業務	弁護士，公認会計士等
医　療	医師，歯科医師，看護師等
研　究	政府関係機関や企業等の研究者等
教　育	高等学校，中学校等の語学教師等
技術・人文知識・国際業務	機械工学等の技術者等，通訳，デザイナー，語学講師等
企業内転勤	外国の事務所からの転勤者
介　護	介護福祉士
興　行	俳優，歌手，プロスポーツ選手等
技　能	外国料理の調理師，スポーツ指導者等
特定技能(注 1)	特定産業分野(注 2)の各業務従事者
技能実習	技能実習生

(注 1)　平成 31 年 4 月 1 日から
(注 2)　介護，ビルクリーニング，素形材産業，産業機械製造業，電気・電子情報関係産業，建設，造船・舶用工業，自動車整備，航空，宿泊，農業，漁業，飲食料品製造業，外食業(平成 30 年 12 月 25 日開講決定)

身分・地位に基づく在留資格（活動制限なし）

在留資格	該当例
永住者	永住許可を受けた者
日本人の配偶者等	日本人の配偶者・実子・特別養子
永住者の配偶者等	永住者・特別永住者の配偶者，わが国で出生し引き続き在留している実子
定住者	日系３世，外国人配偶者の連れ子等

就労の可否が個別に指定される

在留資格	該当例
特定活動	外交官等の家事使用人，ワーキングホリデー等

就労が認められない在留資格（※）

在留資格	該当例
文化活動	日本文化の研究者等
短期滞在	観光客，会議参加者等
留　学	大学，専門学校，日本語学校等の学生等
研　修	研修生
家族滞在	就労資格等で在留する外国人の配偶者，子

※資格外活動許可を受けた場合は，一定の範囲内で就労が認められる．

（出入国在留管理庁）

に，その更新などをどのようにするのか，計画を立てる必要があります．そのために専門的な組織とのつながりが必要ですし，相談者が在留資格のことも心配していると認識したうえで，丁寧な対応や説明が大切です．

「こころの壁」① ちょっとしたことをきける人がいない

最近，喉のあたりに痛みがあるバングラデシュ人のＭさん．同国人が多く働く料理店でコックさんをしています．日本に暮らしてきて風邪くらいしかひいたことがないので，この状態で病院に行ったほうがいいのかどうか悩んでいます．何科に行ったらいいのか，どれくらいお金がかかるのか，どの病院がいいのか．ちょっとしたことを聞ける人が周りにはいません．

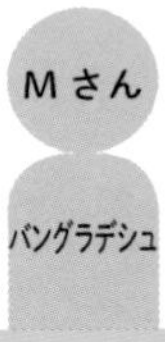

自治体が外国人住民を対象に行っている「どのようなことに困っていますか」という調査で，必ず上位にランクインするのが「日本人の友人が少ない」という項目です．町にどのような病院があるのか，その病院にはどのような診療科があるのか，自分の体調の悪さはどのような診療科に行けばいいのか，そのようなことを聞ける人が周りにおらず，結果的に病気を我慢して重症化したり，軽症の場合でも，地域の大病院に行ってしまったりすることがあるようです．ちょっとしたことを聞ける人との関係が地域の中で広がるとよいと思います．

「こころの壁」② 人ではなく，ことばの能力によって判断される

中国人のＮさんは，同国人の夫の仕事の関係で，日本で暮らすことになりました．日本語学校にも週４日通い，少しずつ日本語が話せるようになってきました．一緒に連れてきた子どもの幼稚園のPTAの集まりにも積極的に参加していました．そんな時，幼稚園でPTA主催のバザーがあり，そのチラシをつくることになりました．Ｎさんは勇気を出して，その作成作業に手を上げました．片言の日本語しかできないＮさんの急な申し出に，他のPTAの人たちは顔を見合わせ，それはさせるわけにはいかないと言われまし

た．Nさんはとても残念に思いました．実は，Nさんは母国ではグラフィックデザインの仕事をしていて，チラシのデザインならば自分でも手伝えるのではないかと思ったのです．

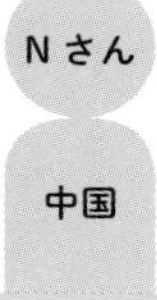

その人の日本語力がその人のすべてを表すわけではないと考えましょう．日本語が片言しか話せないと，この人はなにもできない，能力がないと，その人を判断する傾向があります．その人のもっている能力や経験を，言葉の能力で判断せず，その人をみてもらえるとよいなと思います．

特に，医療に関することはついつい日本語ができる親族に話しかけて，判断を仰いだり，場合によっては通訳さんばかりを見て話してしまうことあるようです．あくまで主体はその外国人自身です．その人に向かって話してみてはどうでしょうか．

「こころの壁」③　外国に暮らすことだけで潜在的なストレス

長年日本に暮らしてきた韓国人のOさん．漢字圏出身ということで漢字も読めますし，日本語でも不自由することはなく暮らしてきました．しかし，あるとき，歩行中に自転車とぶつかる交通事故にあってしまいました．腰を痛めて仕事を休まなければならない上に，加害者との交渉もやらなくてはならず，つらい毎日をおくっています．気分が落ち込むことが多くなり，家族から心療内科に行くことをすすめられました．しかし，診察の際に，医師が聞いていることはわかるのに，いままでは不自由なく使えていた日本語が話せないことに自分自身も驚いてしまいました．

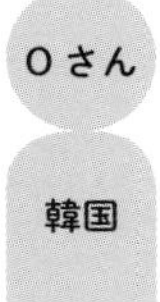

東京都では，外国人のためのリレー式専門家相談会が2003年から継続的に行われてきました．そこでは，弁護士や行政書士などの専門家に加えて，臨床心理士，公認心理士，精神科医なども専門家として対応していま

す．20 年近く行われてきた外国人相談の内容を分析すると「法律」「行政」「教育」「こころの相談」の 4 領域にわけることができます．

外国人相談においては，こころの相談が大変多いのが特徴です．異言語・異文化である日本に暮らす中で，潜在的な異文化ストレスが蓄積されているうえに，交通事故など困難な事例が発生すると，こころの不調につながりやすいのではと想像します．

また，大変な状況のときは，安心する母語で話し聞ける環境をつくることが大切です．外国人が日本語かなりできる場合でも，「母語」の通訳を入れて対応することが重要です．

外国人が医療を受けるとき，その人は緊張し不安な気持ちでそこに来ています．その時，医療従事者側から「やさしい日本語」でひとこと声かけがあったならば，その人は「受け入れられている」という安心が生まれ，その後のコミュニケーションもいくぶんかスムーズになるのではないでしょうか．

医療現場の方が相談できる相談センター

日本で暮らす外国人に対応するとき，医療領域の問題であっても，在留資格などの関係で総合的な相談が必要になるときがあります．その際は，国や自治体等の外国人相談センターに，外国人本人だけではなく，医療者が相談することもできます．また，オーバーステイなど非正規滞在者にかかわる問題は，NPO や NGO などへも相談できます．どのセンターも電話で相談できますので，お気軽にご利用ください．

- **外国人総合相談支援センター（東京出入国在留管理局主管）**

  月～金　9：00～4：00　対応言語：日本語，英語，中国語は毎日．ポルトガル語，スペイン語，インドネシア語，ベトナム語，タガログ語は HP で確認．

  TEL：03-3202-5535 ／ TEL・FAX：03-5155-4039

・**外国人在留支援センター（FRESC ／フレスク）**（出入国在留管理庁）
月～金　対応言語：日本語，英語，中国語
在留相談，人権相談，「法的トラブルに関する」情報提供・法律相談，査証相談，労働問題相談，就職相談などができます．
ナビダイヤル：0570-011000

・**NPO 法人国際活動市民中心（CINGA）**　https://www.cinga.or.jp/
月～金　10：00～4：00　対応言語：日本語ほか通訳手配可能
外国人相談にかかわる弁護士，行政書士，社会福祉士などの専門家ネットワーク組織．無料のオンライン専門家相談で個別案件に対応しています．
TEL：03-6261-6225 ／ FAX：03-6261-6280　info@cinga.or.jp

Column

新型コロナウイルス感染症

新型コロナウイルス感染症が拡大し「緊急事態宣言」が発出された 2020 年 4 月，東京都は「東京都外国人新型コロナ生活相談センター（TOCOS）」を開設しました．希望する言語で電話相談を受けられますが，最も多く用いられている言語は「やさしい日本語」です．

なかには，PCR 検査が必要と判断された外国人が，検査医療機関に向かおうとしたところ，医療通訳者を同伴するように言われて困ったという相談がありました．検査の際の声かけは決まっていますので，医療者が「やさしい日本語」を用いることができれば，日本に暮らす外国人には十分に理解できるはずです．著者らが設立した『医療×「やさしい日本語」研究会』では，PCR 検査検体採取を「やさしい日本語」で行う動画を作成しました．YouTube でどなたでもご覧になれます（https://www.youtube.com/watch?v=nwne978UBc）（資料 p.89 参照）．

2020 年 11 月には，第三波といわれる感染拡大がみられ，クラスターが多様化しているといわれています．その中には，外国人コミュニティもあります．不安なく医療機関にアクセスできるようなサポートが求められています．

資料

- 動画教材
- 各種コミュニケーションボード
- 海外の医療事情

1 動画教材

新型コロナウイルス検査の場面で使えるフレーズ

2020年，WHOは新型コロナウイルスのパンデミックを宣言しました．日本で生活する外国人が医療機関で検査を受けるケースも多く見受けられています．そこで，新型コロナウイルス検査時の声かけで使われる表現を，日本語を母語としない外国の方にも理解される「やさしい日本語」を用いて説明した動画『医療で用いる「やさしい日本語」－新型コロナウイルス検査編－』を作成しました．無料で公開しています(https://www.juntendo.ac.jp/co-core/consultation/yasashii-nihongo2020.html)．

新型コロナウイルス検査を行う所定の検査・医療機関の医療者向けに，全国の検査場面に共通する一連の流れをまとめました．患者さんの入室から体温測定，血圧測定，酸素飽和度測定，検査実施，検査終了後の声かけまでの流れを，通常使われる表現と「やさしい日本語」の表現を比較しながら，アニメーションを交えてわかりやすく伝えています．

医療×「やさしい日本語」研究会のホームページには，この動画のさらに詳しい解説がPDFで収載されています．また，発熱外来の問診票を「やさしい日本語」で言い換えた資料もあります．どちらも無料でダウンロードできます．ご活用ください(https://easy-japanese.info/archives/140)．

2 言語選択コミュニケーションボード

やさしい 日本語(にほんご)	英語(えいご) **English**	中国語(ちゅうごくご) **中文**
韓国語(かんこくご) **한국어**	ベトナム語(ご) **Tiếng Việt**	ネパール語(ご) **नेपाली**
インドネシア語(ご) **Bahasa Indonesia**	タガログ語(ご) **Tagalog**	タイ語(ご) **ภาษาไทย**
ポルトガル語(ご) **Português**	スペイン語(ご) **Espanol**	フランス語(ご) **Français**
カンボジア語(ご) ភាសាខ្មែរ	ミャンマー語(ご) မြန်မာဘာသာ	モンゴル語(ご) **Монгол**
ウルドゥー語(ご) اردو	ベンガル語(ご) বাংলা	アラビア語(ご) عربى
ペルシャ語(ご) فارسی		

3 症状選択コミュニケーションボード

体調不良（たいちょうふりょう）

Poor physical condition　身体状况欠佳
Doente, má condição física　컨디션 불량
Trong người không được khỏe
〔英語，中国語，ポルトガル語，韓国語，ベトナム語〕

❶ 一般的な体調不良（いっぱんてき　たいちょうふりょう）

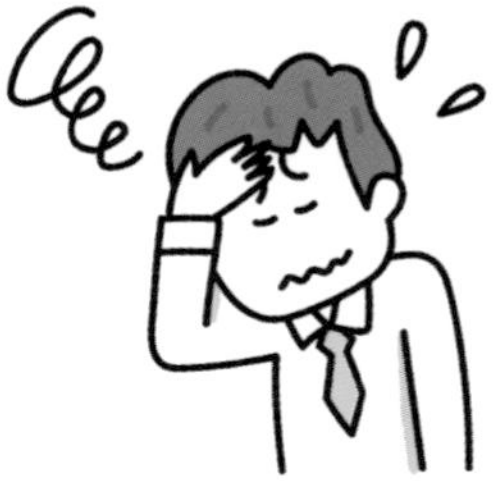

- 気分が悪い（きぶん　わる）
  Feeling unwell, in bad shape
  感觉不舒服　Sentir-se mal　속이 안 좋음
  Nôn nao trong người
- 体調が悪い
  Feeling sick　身体不适　Condição física ruim
  몸상태(컨디션)가 좋지 않음
  Sức khỏe không tốt
- 具合が悪い（ぐあい）
  Feeling unwell　感觉不适　Sentir-se doente
  몸상태가 좋지 않음　Khó ở, khó chịu
- しんどい，だるい
  Feeling ill, feeling sluggish　乏力
  Sentir-se fraco, com o corpo pesado
  힘들다 / 나른하다　Mệt mỏi

❷ 頭・目（あたま　め）

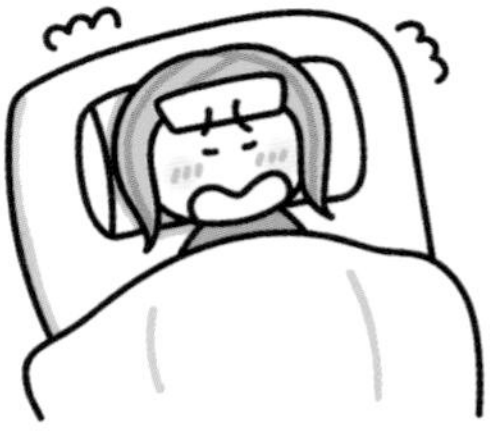

- 熱がある，でる（発熱）（ねつ　はつねつ）
  Have a fever　发烧　Ter febre
  열이 있다 / 열이 나다(발열)　Sốt
- 頭痛がある，する（ずつう）
  Have a headache　头痛　Ter dor de cabeça
  두통이 있다 / 머리가 아프다　Đau đầu
- めまいがする
  Feeling dizzy　发晕，头晕　Sentir tonturas
  현기증이 나다　Hoa mắt, chóng mặt

❸ 鼻・のど（はな）

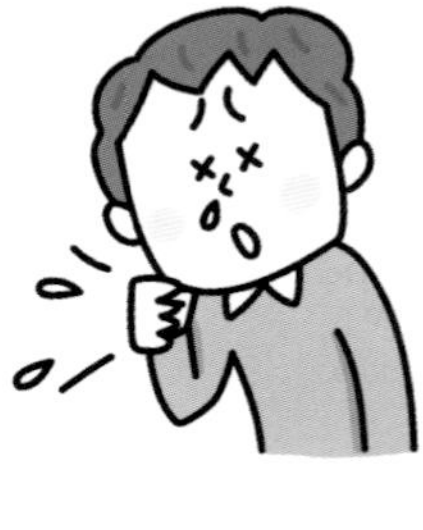

- 鼻水がでる（はなみず）
  Runny nose　流鼻涕　Coriza
  콧물이 나다　Sổ mũi
- 鼻づまり
  Stuffy nose　鼻塞　Congestão nasal
  코막힘　Nghẹt mũi
- 喉が痛い（のど　いた）
  Have a sore throat　喉咙疼痛症状
  Dor de garganta　목이 아프다　Đau họng
- 咳がでる（せき）
  Have a cough　有咳嗽　Ter tosse
  기침이 나다　Ho
- 痰がでる（たん）
  Coughing out phlegm　有痰
  Congestão　가래가 나오다　Có đờm
- くしゃみがでる
  Sneezing　打喷嚏　Espirrar
  재채기가 나오다　Hắt xì

❹ 口，嘔吐（ゲロ）

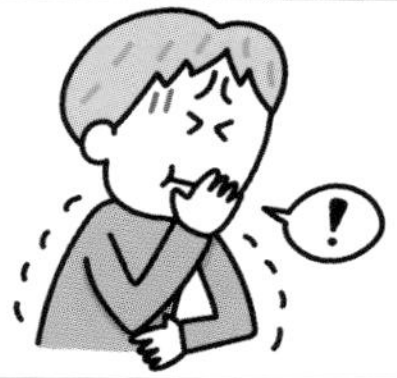

- 吐き気がする — Feeling nauseous　想吐　Sentir náuseas　구역질이 나다　Buồn nôn
- もどした — Vomit (Throw up)　吐了　Vomitar　토하다　Nôn
- 食欲がない — Have no appetite　没有食欲　Não ter apetite　식욕이 없다　Chán ăn

❺ お腹

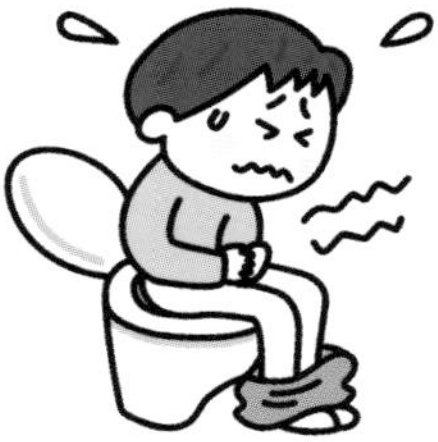

- お腹が痛い（腹痛） — Abdominal pain (Belly pain)　肚子疼　Dor de barriga　배가 아프다　Đau bụng
- お腹がはる — Feeling bloated　腹部肿胀　Sentir a barriga inchada, estufada　배가 빵빵하게 불어 오르다　Chướng bụng
- 下痢 — Diarrhea　腹泻　Diarréia　설사　Tiêu chảy
- 血便が出る — Blood in stool　便血　Sangue nas fezes　혈변이 나오다　Phân dính máu
- 便秘 — Constipation　便秘　Prisão de ventre　변비　Táo bón

❻ 血液

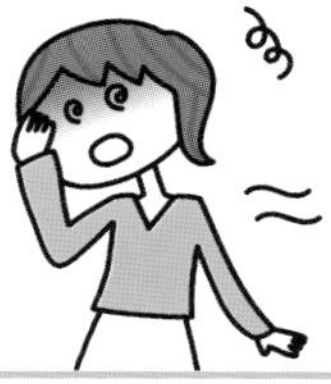

- 貧血 — Anemia　贫血　Anemia　빈혈　Thiếu máu
- 血がでる（出血） — Bleeding　出血　Sair sangue　피가 나다　Chảy máu
- 切り傷がある — Cut wound　有伤口　Ter um corte　베인 상처가 있다　Có vết thương hở

❼ その他

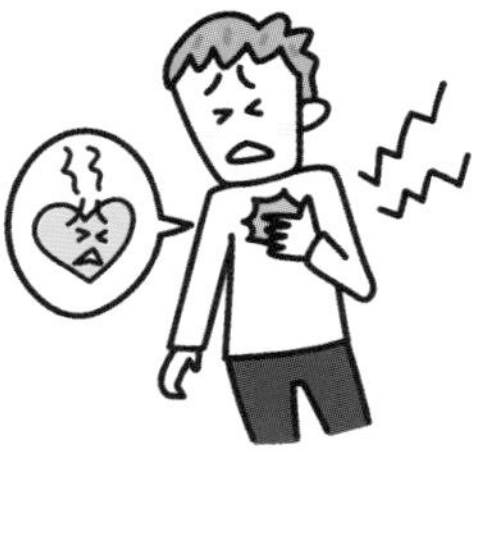

- 胸痛がある — Have a chest pain　胸部疼痛症状　Sentir dor no peito　가슴통증이 있다　Đau tức ngực
- 動悸がする — Have palpitations　心慌　Palpitação　심장 고동이 평상시보다 빠르게 뜀　Đánh trống ngực
- 息切れがする — Shortness of breath　呼吸急促　Falta de ar　숨이 차다　Khó thở
- 顔や体のむくみがある — Swelling of the face and body　面部和身体肿胀　Inchaço da face e do corpo　얼굴이나 몸에 부종이 있다　Cơ thể, mặt mũi bị sưng phù
- 関節が痛い — Joint pain　关节疼痛　Dor nas articulações　관절이 아프다　Đau khớp
- 火傷 — Burn　烧伤　Queimadura　화상　Bỏng
- 骨折 — Fracture　骨折　Fratura óssea　골절　Gãy xương

（岩田一成 執筆・監修：にほんご宝箱 日本で生活する外国人のためのいろんな書類の書き方．p.66–67，アスク出版，2017 より転載）

4 病名伝達コミュニケーションボード

体や病気

Body and disease　身体与生病
Corpo e doenças　몸과 질병　Cơ thể bệnh tật

❶ 体

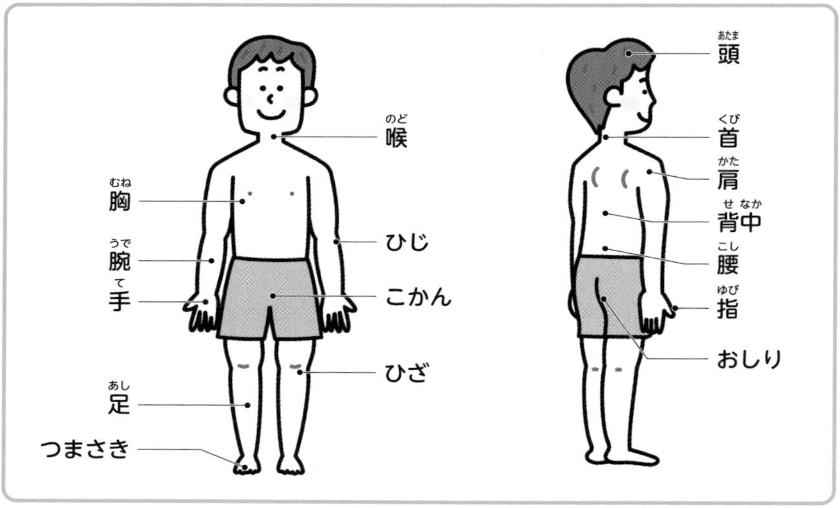

❷ 内臓

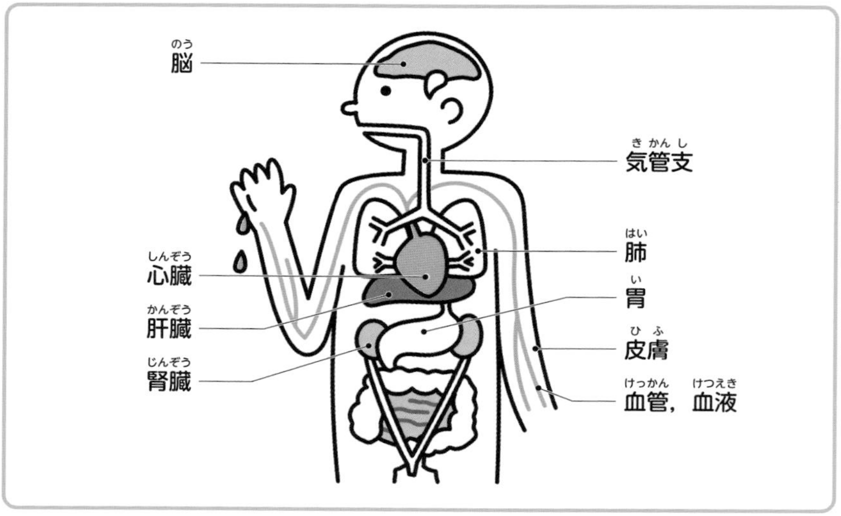

（岩田一成 執筆・監修：にほんご宝箱 日本で生活する外国人のためのいろんな書類の書き方．p.50，アスク出版，2017 より転載）

❸ 問診票で聞かれる病気

脳 Brain 脑 Cérebro 뇌 Não	脳梗塞，脳卒中：脳の血管が詰まったりして，脳が死んだような状態になる病気です． Stroke 脑卒中 Acidente Vascular Cerebral 뇌졸중 Tai biến mạch máu não
血(血液) Blood 血液 Sangue 피 Máu	高血圧(症)：血圧が普通の範囲より高いです． High blood pressure 高血压 Hipertensão 고혈압 (Bệnh) Huyết áp cao
	低血圧(症)：血圧が普通の範囲より低いです． Low blood pressure 低血压 Hipotensão 저혈압(증) (Bệnh) Huyết áp thấp
	糖尿病：血液の中にあるブドウ糖が多いです．血糖が高いです． Diabetes 糖尿病 Diabetes 당뇨병 Bệnh tiểu đường
	高脂血症：血液の中に脂肪が増えている状態 Hyperlipidemia 高脂血症 Hiperlipidemia 고지혈증 Bệnh mỡ máu cao
	痛風：血液中の尿酸値が高くなり，体のいろいろなところが痛くなります． Gout 痛风 Gota 통풍 Thống phong
心臓 Heart 心脏 Coração 심장 Tim	心不全，心筋梗塞，狭心症： 心臓の機能低下，血管が細くなることなどが原因で起こる病気です． Heart failure 心脏衰竭 Insuficiência cardíaca 심부전 Suy tim
肝臓 Liver 肝 Fígado 간 Gan	肝炎：肝臓が炎症を起こします．ウイルスやアルコールなどが原因です． Hepatitis 肝炎 Hepatite 간염 Viêm gan
	肝硬変：肝臓が硬くなります．肝炎が続くとこれになります． Cirrhosis of the liver 肝硬化 Cirrose hepática 간경화 Xơ gan
胃 Stomach 胃 Estômago 위 Dạ dày	胃潰瘍：胃の皮膚や粘膜がただれることです． Stomach ulcer 胃溃疡 Úlcera gástrica 위궤양 Loét dạ dày
気管支 Bronchial tube 支气管 Brônquio 기관지 Khí quản	喘息：気管支などの空気の通り道が炎症で，狭くなる病気．咳がたくさん出ます． Asthma 哮喘 Asma 천식 Hen suyễn
皮膚 Skin 皮肤 Pele 피부 Da	アトピー：アレルギーの一つで，皮膚が炎症を起こす病気です． Atopia 皮肤过敏 Atopia 아토피 Viêm da atopy
	発疹／蕁麻疹：皮膚が炎症を起こす病気です．赤くなり，かゆくなります． Rash / Hives 皮疹 / 荨麻疹 Urticária 발진 / 두드러기 Phát ban / nổi mề đay
目 Eye 眼 Olho 눈 Mắt	緑内障：目の病気．見えにくくなります． Glaucoma 绿内障 Glaucoma 녹내장 Bệnh tăng nhãn áp
その他	前立腺肥大症：前立腺が大きくなります．おしっこが出にくくなります． Benign prostatic hyperplasia 前列腺肥大症 Hiperplasia prostática benigna 전립선비대증 U xơ tiền liệt tuyến
	花粉症：季節によって鼻や目がかゆくなります． Hay fever 花粉过敏 Febre do Feno 꽃가루 알레르기 Dị ứng phấn hoa
	関節痛：関節や骨，筋肉が痛くなります． Rheumatoid arthritis 风湿性关节炎 Artrite 류마티스 Thấp khớp

（岩田一成 執筆・監修：にほんご宝箱 日本で生活する外国人のためのいろんな書類の書き方．p.51，アスク出版，2017 より転載）

5 海外の医療事情

医療体制は国によってさまざまです．そこで，日本に留学経験のある医師の方々にお国の医療事情や一般的な患者さん像をお尋ねしました．取り上げた国は，在留外国人293万3,173人の出身国トップ10である中国・韓国・ベトナム・フィリピン・ブラジル・ネパール・インドネシア・台湾・アメリカ・タイです(2019年12月時点)．香港は中国の中でも医療制度が異

中国

❶ 健康保険制度

社会的地位や仕事により，非常に複雑な公的保険制度がある．さらに民間保険に加入する人も多い．公的保険は海外では使えないが，世界で使える民間保険も運営されている．COVID-19は公費で治療される．

❷ 自己負担制度

状況によっていろいろである．都市部の医療保険，地方の医療保険，企業の保険等さまざまあり，負担額も異なる．自己負担額はそれほど多くないが，30%程度を患者が負担するものもある．

❸ 患者ー医師関係

患者中心主義といいながら，患者数が多いために，なかなか実践は難しい．6〜7時間に90名ほどの診察をする医師もいて，とにかく忙しい．患者は親せきを大勢引き連れて受診することも多く，院内は人であふれている．

❹ 頻度の高い疾患，医学的状態

とりたてて中国独自のものはないが，結核やB型肝炎に注意．

❺ 医療機関選択

自由に選べるが，プライマリ・ケアの医療機関は信頼されておらず，大病院志向があり，遠くても大病院はいつも非常に混んでいる．

❻ 医師の選択

標準，エキスパート，VIPと医師のレベルがあり，費用を支払えば自由に選べるが，選ぶ専門家のレベルによって料金が変わる．公的保険ではVIPレベルはカバーされない．

なるため加えました．公的医療保険や医療費の自己負担の有無，受療行動，よく聞かれる愁訴について紹介します．また，患者と医師との関係に加え，その国の患者さんと接するときに日本の医療者に知っておいてほしいことも教えてもらいました．一人または複数の回答者の意見ですが，お国柄が感じられます．

❼ ストレス時の身体愁訴

胃痛，頭痛，不眠，胸痛，疲労感が見られる．人によって鎮痛剤を乱用．強い痛みでも耐えようとする人，過剰に表現する人などがいる．

❽ 日本の医師への助言・依頼

より詳しく患者に病状と治療プロセスを説明して，患者に安心してもらうのがよい．医療費支払いに関する事情で，緊急時以外は帰国して治療を受ける中国人が多いので，医療費や治療リスクについてしっかり伝えてほしい．便宜を図ってもらうための心付けの習慣もあるため，最初に受け取らないこと．中国では，医師への信頼が乏しいこともあるので，言葉の問題を含め十分な説明を．

❾ 備考

地域によっては帝王切開率が高く(40%以上)，医師が自然分娩をすすめても妊婦の母，義母などの意見で自然分娩が増えない．一般的に中国では生まれるまで性別を尋ねることはできず(特別な病院を除く)，知らないまま分娩となる．日本では当たり前のように性別を告げるので，知りたいか事前に確認してほしい．中国では出産のときに家族一人が付き添いとして同行し，産婦をサポートする．

韓国

❶ 健康保険制度

政府の公的医療保険制度（全国民対象，NHIS）がある．この保険でカバーされない医療を補うために民間保険が利用されることも多い．現政権はこの保険でカバーできる対象を広げようとしている．

❷ 自己負担制度

患者一部負担制度がある．入院医療はどの病院でも2割負担であるが，外来は一般病院か高度先進医療を提供する病院かなど，医療機関によって負担割合が異なる．残りはNHIS（国の健康保険サービス）が直接医療機関へ支払う．日本と同じく「自己負担額上限制」がある．

❸ 患者－医師関係

以前に比べれば患者中心になりつつある．クリニックなどは大学病院に比べてよりその傾向が強い．診療報酬が低く設定されているので，収入を確保するために数多くの患者診療を求められ，一人にかける時間が少なくなりがちである．

❹ 頻度の高い疾患，医学的状態

死因の第1～5位はがん，心臓疾患，肺炎，脳血管疾患，自殺．自殺は糖尿病より多い．

❺ 医療機関選択

自由に選べるが一次，二次，三次レベルの医療システムがあり，大学病院などの三次レベルの医療機関に紹介状なく行った場合は，保険でカバーされる医療に制限がある．

❻ 医師の選択

クリニックなどプライマリ・ケアレベルの医師は自由に選べる．三次医療機関も受診できるが，予約が必要．

❼ ストレス時の身体愁訴

「胸が痛い」「頭痛がする」「胸が苦しい」などの表現がよく聞かれる．

❽ 日本の医師への助言・依頼

言語以外には大きな違いはないと感じる．韓国では医師が忙しく，説明が少ないことがあるので，説明を積極的に求める患者が多い．

ベトナム

❶ 健康保険制度

現時点で国民皆保険制度はないが，数年以内に政府は導入を計画している．現在は人口の 9 割ほどが公的保険，残りが民間の医療保険に加入している．両方に加入している場合もある．政府は少数民族や経済的に困窮している国民への保険料補助などを行っている．

❷ 自己負担制度

医療費の患者一部負担制度があり，現役世代は医療費の 2 割，退職後は 0.5 割負担．一部の民族や生活困窮者は負担なし．

❸ 患者－医師関係

患者中心の医療の実践が心がけられているが，権威主義的(paternalistic)な医療となっているところもあり，医師が十分な説明を行わないこともある．患者は知り合いや親せきを通して，信頼できる医師を探すことが多い．

❹ 頻度の高い疾患，医学的状態

植物療法による中毒，寄生虫疾患．

❺ 医療機関選択

患者が選択するのではなく，決められた医療機関を受診する．

❻ 医師の選択

医師は選べるが，教授や希望する医師がある場合は，追加費用を支払う．

❼ ストレス時の身体愁訴

不眠，食欲減退，胃痛．

❽ 日本の医師への助言・依頼

抗菌薬が容易に入手できるので，最初に抗菌薬を飲んでいないか確認する必要がある．深刻な症状があれば受診するが，それほどに感じられないときには自己治療や似た症状の人の治療を真似たりする．症状を説明できるよう上手に聞き出す工夫が必要．

フィリピン

❶ 健康保険制度

国民皆保険に向けて，「国民健康保険プログラム」という公的医療保険制度が運営されている．フィルヘルス（PHILHEALTH）という政府管轄下の機関が担当している．都市部と地方とで医療のレベルに差があり，都会の私立病院は最先端の医療が受けられるが，公的保険では受診できないため，民間保険に加入している人も多い．

❷ 自己負担制度

公的制度はあるが患者による自己負担もまだ多く，受診抑制が発生している．フィルヘルスによりあらかじめ定められた一定額が医療機関に償還され，それを超えた分は患者の自己負担となる．医療機関は設備の充実度を基準に分類される．医療機関のレベルや医師のランク，病状によって給付額の上限は異なる．フィルヘルスが使えるのは，保健省の認可を受けた医療機関に限る．

❸ 患者－医師関係

公的医療機関ではまだ権威主義的（pataernalistic）な面があるが，だんだんに若い世代の医師たちにより，患者中心の医療になりつつある．

❹ 頻度の高い疾患，医学的状態

結核はよく見られる．日本のように医療設備や検査が整っていないため，病歴と身体所見を重視する．8 割以上は医療面接と身体診察で診断できるといわれている．

塩分濃度が高く，高カロリーな食事も多いため，糖尿病や高血圧，心臓病が問題となっている．

❺ 医療機関選択

フィルヘルスで受診できる病院は保健省の認可を受けた病院に限るが，その中での選択は自由．私立病院の受診も可能だが，支払いが高額になるため，民間保険に加入して利用することが多い．

❻ 医師の選択

外来での専門医は自由に選べるが，費用が発生する．

❼ ストレス時の身体愁訴

普段より強く頭痛を訴えるなど．

❽ 日本の医師への助言・依頼

患者が英語でのやり取りを希望したとしても，医療者が正しい英語にあまりこだわらなくてよいと思う．診察後に診断のサマリーを書いて患者に渡してもらえたら助かる．

❾ 備考

全人口の90%以上がキリスト教の信仰をもち，日本でも地域のカトリック教会とつながりをもち，友人・知人のネットワークや同国人コミュニティを築いている．
家族の絆が強く，小さい子どもがいても親族に託して海外に働きに出かけ，外貨を送金して家計を助ける女性は珍しくない．

ブラジル

❶ 健康保険制度

SUS(Sistema Único de Saúde)と呼ばれる公的健康保険制度があり，国民皆保険を達成している．プライマリ・ケアから高度先進医療までカバーしている．どこに住んでいても，国民すべてが対象となる．しかし，専門診療を受けるための手続きが複雑で待期期間も月単位，年単位になることもあるため，経済的に余裕のある人は民間の保険に入って私立病院を受診する．

❷ 自己負担制度

SUSを利用する場合は，自己負担なく医療にかかれる．民間保険の保険料はさまざまで，一般的に保険料が高いほど幅広い医療サービスが受けられる．

❸ 患者－医師関係

患者中心主義で医師は患者背景を理解し，患者の自律性を尊重する．

❹ 頻度の高い疾患，医学的状態

がんやメタボリックシンドロームが多い．統計的に死因として多い疾患は，順に虚血性心疾患，脳血管疾患，肺炎，COPD，暴力，糖尿病となっている．

❺ 医療機関選択

自宅に近い診療所(愛称“Postinho”)に登録されており，そこを受診する．予防接種もそこで受ける．

❻ 医師の選択

患者側からリクエストすることはできない.

❼ ストレス時の身体愁訴

頭痛，胃痛，腰痛.

❽ 日本の医師への助言・依頼

診察中に，きちんと眼を見て話すことが大事．挨拶の時には握手をする習慣がある(少なくともコロナ禍の前までは).

ネパール

❶ 健康保険制度

政府による健康保険制度が始まっているが，まだ全国には普及していない．政府の制度では1年に3,500 NR支払えば家族5名まで最高10万NRまでの医療が受けられることになっている．管理上ハードルが高く国民はあまり関心をもっていない．規約ではベースの医療費は政府負担となっているものの，適用されないことがあり，無料の医療保険制度はない状態．ネパールでは，医療費は基本自己負担となっている．

❷ 自己負担制度

ネパール健康保険委員会は公の最大の健康保険制度で，医療費の患者一部負担が基本．民間の保険制度はさまざまあり，経済的に余裕のある人は加入して私立病院を受診している．

❸ 患者－医師関係

医師は患者の自律性を尊重しようとしているが，特に年配層では今も医師にゆだねる傾向がある．一人の医師の担当患者数が多いため，じっくりとコミュニケーションをとれない問題もある．医療サービスの民営化による非倫理的な問題(手数料を取って便宜を図るなど)の報道もよくあり，医師への不信もある．

❹ 頻度の高い疾患，医学的状態

腸チフスなどの感染症，下痢，デング熱，雨期のコレラなど．甲状腺腫や甲状腺疾患もある．今は全疾患の65%が非感染症と言われている．

❺ 医療機関選択

患者が医療機関を選んで受診する．政府の制度を利用すると費用はほとんどかからないが，受診できる医療機関は限られる．

❻ 医師の選択

費用を支払えば，自由に選ぶことができる．

❼ ストレス時の身体愁訴

一般的なもので頭痛，体の痛み，手足のしびれなど．

❽ 日本の医師への助言・依頼

感染症の見逃しに注意．医療費の問題のために，高額な治療は受けられないこともある．

❾ 備考

ネパール医療審議会（NMC）は，医師へコミュニケーション力と医療倫理を身に着けるように推進している．NMC は現在，医師免許の 5 年ごとの更新を計画しており，更新にはコミュニケーションと倫理の必修コースで単位を取得する必要がある．

インドネシア

❶ 健康保険制度

国民皆保険制度といえる医療保険制度(Jaminan Kesehatan National：JKN)が2014年から開始された．インドネシア社会保障機関(BPJS)により実施されている．国民の加入が義務付けられている．雇用者が加入登録する．待期期間が長かったり，地方では十分な対応がなされないなどの事情もあり，経済的に余裕がある人は民間保険にも加入している．

❷ 自己負担制度

JKNでは，外来受診，入院治療，検査，薬の処方まで限度額なくすべて無料で，ほとんどの医療行為が自己負担なく受けられる．ただし，毎月保険料を支払う．

❸ 患者－医師関係

かなり権威主義的な面がある．

❹ 頻度の高い疾患，医学的状態

マラリアやデング熱，結核など．

❺ 医療機関選択

BPJSに加入する際に，かかりつけのクリニック(GP)を登録する．病院受診が必要な場合には，ここからの紹介状が不可欠．BPJSに加盟している医療機関は，政府が運営する国公立病院，地方政府が運営する保健センター，一部の市立病院や診療所である．

❻ 医師の選択

担当の GP からの紹介状が必要．紹介なしで受診するなど規定に反した場合，治療費は自己負担となる．

❼ ストレス時の身体愁訴

筋緊張性頭痛，頚椎疾患に伴う頭痛，消化器症状など．

❽ 日本の医師への助言・依頼

言葉の問題があるので，コミュニケーションに配慮してほしい．

台湾

❶ 健康保険制度

1995 年以降，国民皆保険制度である．

❷ 自己負担制度

200 NTドル以上の医薬品代は自己負担．

❸ 患者－医師関係

30 年以上前は権威主義的で医師の地位も高かったが，今は医療提供はサービス業のように認識され，患者－医師関係も変化した．訴訟数も増えている．

❹ 頻度の高い疾患，医学的状態

結核，B 型肝炎，糖尿腎症等による透析，ビンロウの実による口腔がん．

❺ 医療機関選択

自由に選べる．

❻ 医師の選択

自由に選べるが，有名な医師はコンサルティングクリニックのようなところで働いており，そこは自費診療になる．

❼ 日本の医師への助言・依頼

患者の投薬歴，喫煙歴，飲酒歴，ビンロウの実の摂取歴，漢方療法歴などに気をつけてほしい．

香港

❶ 健康保険制度

公的制度で皆保険である.

❷ 自己負担制度

患者一部自己負担があるが,95%は公費負担.

❸ 患者－医師関係

高齢患者ほど権威主義的な関係を好むが,徐々に患者中心の医療になってきている.

❹ 頻度の高い疾患,医学的状態

高齢社会で長寿の国なので非感染症が多く,高齢者には特に糖尿病が多い.東南アジアに位置するので日本の疾病と大きな違いはない.

❺ 医療機関選択

公的医療機関なら自由に選べる.

❻ 医師の選択

民間保険をもっていれば自由に選べる.

❼ 日本の医師への助言・依頼

中医学の医療者に診てもらい漢方で治療する人も多いため,漢方薬を飲んでないかなどは確認したほうがよい.

アメリカ

❶ 健康保険制度

国民全員を対象とする公的医療保険はない．65 歳以上の高齢者と 65 歳未満の身体障害者などは，メディケアといわれる連邦政府の保健制度に加入する．低所得者はメディケイドといわれる，州政府の保険がある．それ以外は，民間医療保険に加入する．しかし，高額な保険料を支払わないと十分な医療サービスが受けられなかったり，健康状態によって民間保険会社が加入を拒否することもあり，2013 年には健康保険未加入者が 4,000 万人を超えていた．そのためオバマケアと呼ばれる医療保険改革が行われたが，いまだに約 3,000 万人が無保険の状態にある．

❷ 自己負担制度

メディケアに加入していても，医療費がすべてカバーされているわけではなく，自己負担をカバーするための民間保険に加入する必要があるほど負担は大きい．民間保険会社の場合，どの医療が適応になるか，自己負担がどれくらいになるかは，契約する保険会社のプランによって異なる．アメリカの医療費は，日本に比べて高額で，入院の際の室料だけで(治療費を含まない)，一泊 20 万円を超える．

❸ 患者－医師関係

カルテ開示が進み，十分な説明を受けて患者自らが決定するインフォームド・チョイスが浸透している．近年は，医師も専門性をもって決断に参加する共有決定(Shared decision-making)が広がっている．一方，人種差などの社会的要因による，患者－医師関係への影響も指摘されている．

❹ 頻度の高い疾患, 医学的状態

肥満と糖尿病が社会問題となっており, 死因で多い疾患として心臓病(虚血性心疾患・不整脈), がん, COPD, 脳血管疾患がある. 交通事故や中毒など不慮の事故は年間死亡者数の3位を占める.

❺ 医療機関選択

医療保険の契約によって, 受診できる医療機関や診療科があらかじめ定められている.

❻ 医師の選択

医療保険によって, 受診できる医師のリストが示され, その中から選択するのが一般的. 自分のかかりつけ医(プライマリ・ケア医)を決めると, その医師が継続的にフォローする.

❼ ストレス時の身体愁訴

腰痛, 不眠, 不安, 頭痛など.

❽ 日本の医師への助言・依頼

しっかりしたコミュニケーションが必要で, 納得できる説明を求められることが多い. 初めに結論から話すと, 理解されやすい. 患者が日本語で話しかけたら, 英語で返答しないでほしい.

タイ

❶ 健康保険制度

全国民が加入する健康保険制度があり，毎回30バーツ(100円程度)の支払いで，自宅エリアの公的病院に行くことができる．高度な病院へは紹介状が必要．この制度は海外では使えない．別途，民間の保険制度もあり．

❷ 自己負担制度

高価な薬や先進医療を除き，一般的な医療費はカバーされる．規定以上の医療費がかかればその分は自己負担になる．公務員が加入する保険の場合，ほぼ全額がカバーされることもある．民間保険は，規約ごとに保険料や提供されるサービスが異なる．

❸ 患者－医師関係

受けた教育や地域により関係性はさまざまであるが，都市部はほぼ患者中心の医療である．インターネットで情報を得て受診し，医師に十分な説明を求めることもある．高齢患者や地方では権威主義的傾向(パターナリスティックは関係)だが，医師への信頼が厚く，関係も良好なことが多い．

❹ 頻度の高い疾患，医学的状態

デング熱，デング出血熱，マラリア，レプトスピラ症，ツツガムシ病，発疹熱，チクングンヤ熱，HIV，B型肝炎などが見られる．遺伝性疾患である地中海貧血(サラセミア)も多い．

❺ 医療機関選択

加入保険により異なるが，通常は決められたプライマリ・ケアクリニックへ行く．年に２回緊急時に他の医療機関にいくことも認められている．公務員と家族の保険制度ではどこの医療機関に行っても追加コストはかからない．自費診療であれば，制約なくどこでも受診できる．

❻ 医師の選択

公的保険の場合，自由には決められず紹介状が必要．民間保険であれば，自由に選択できる．

❼ ストレス時の身体愁訴

動悸や呼吸困難感，胸部不快感など，不安障害で認めるような症状．

❽ 日本の医師への助言・依頼

英語が理解できる患者もいる．患者と同様，両親や配偶者が決定権に重要な役割を果たす．日本の医療に慣れていないので説明が必要．笑顔と親切を．医師の説明を自己流に解釈してしまうことがあるため，きちんと説明し，最悪の場合に起こることも伝えておく必要がある．

❾ 備考

言葉の壁が高い．もっと笑顔を向けてほしいし，医療者は人生を楽しんでほしい．

参考文献

1）厚生労働省：医療機関における外国人旅行者及び在留外国人受入れ体制等の実態調査．2017.
https://www.mhlw.go.jp/stf/seisakunitsuite/bunya/0000173230.html

2）東京都国際交流委員会：東京都在住外国人向け情報伝達に関するヒアリング調査報告書．2018.
https://www.tokyo-icc.jp/topics/pdf/201812research.pdf?02

3）弘前大学人文学部社会言語学研究室　減災のための「やさしい日本語」研究会：「やさしい日本語」が外国人被災者の命を救います．2016.
https://www.2020games.metro.tokyo.lg.jp/multilingual/council/pdf/meeting_05/reference23.pdf

4）増井伸高：外国人診療で困るコトバとおカネの問題．羊土社，2019.

5）出入国在留管理庁編：2019 年版「出入国在留管理」．2019.
http://www.moj.go.jp/content/001310180.pdf

6）寺沢拓敬：「日本人と英語」の社会学．研究社，2015.

7）国立国語研究所：生活のための日本語：全国調査．2009.（以下の論文に詳細がある）
岩田一成：言語サービスにおける英語志向：「生活のための日本語：全国調査」結果と広島の事例から．社会言語科学 13(1)：87-94，2010.

8）静岡県くらし・環境部県民生活局多文化共生課：静岡県庁「やさしい日本語」の手引き．2020 年 9 月改訂．
https://www.pref.shizuoka.jp/kenmin/km-160/documents/yasanichimanual.pdf

9）横浜市国際局：令和元年度 横浜市外国人意識調査 調査結果報告書．2020.
https://www.city.yokohama.lg.jp/city-info/seisaku/kokusai/kyosei/fr-chosa01.files/0003_20200331.pdf

10）人権教育啓発推進センター：外国人住民調査報告書－訂正版－．2017.
http://www.moj.go.jp/content/001226182.pdf

11）文化庁：日本語に対する在住外国人の意識に関する実態調査．2001.
https://www.bunka.go.jp/tokei_hakusho_shuppan/tokeichosa/nihongokyoiku_jittai/zaiju_gaikokujin.html

12）オストハイダ・テーヤ：日本における「外国人とのコミュニケーション」を問う―日本人の意識調査を通して―．言語文化教育学の可能性を求めて，森住衛監修，三省堂，2002.

13）村田陽次：「東京都外国人新型コロナ生活相談センター（TOCOS）について」令和２年５月16日CINGA活動報告会資料．2020.

14）オストハイダ・テーヤ：聞いたのはこちらなのに…外国人と身体障害者に対する「第三者返答」をめぐって．社会言語科学7(2), 39-49, 2005.

15）土岐哲：聞き手の国際化．日本語学13(13)，明治書院，1994.

16）岩田一成：「やさしい日本語」の歴史．「やさしい日本語」は何を目指すか：多文化共生社会を実現するために．庵功雄ほか編，p.15～30，ココ出版，2013.

17）イヨンスク：日本語教育が「外国人対策」の枠組みを脱するために．「やさしい日本語」は何を目指すか：多文化共生社会を実現するために，庵功雄ほか編，p.259～278，ココ出版，2013.

18）文化庁：日本語に対する在住外国人の意識に関する実態調査．2001.
https://www.bunka.go.jp/tokei_hakusho_shuppan/tokeichosa/nihongokyoiku_jittai/zaiju_gaikokujin.html

19）国立国語研究所：外来語に関する意識調査Ⅱ（全国調査）．2005.
https://www.ninjal.ac.jp/archives/genzai/16index/

20）国立国語研究所：「病院の言葉」を分かりやすくする提案．2009.
https://www2.ninjal.ac.jp/byoin/

21）国際交流基金，日本国際教育支援協会：日本語能力試験出題基準 改訂版．凡人社，2002.

22）国立国語研究所・オズマピーアール『ONOMATOGRAM』
http://onomatopelabo.jp/index.html?top を参考にしていますが，現在はアクセスができません．

索引

あ行

か行

さ行

た行

な行

は行

ら行

［著者略歴］

武田　裕子　順天堂大学大学院医学研究科 医学教育学 教授

1990 年 筑波大学大学院博士課程医学研究科 修了．米国にて臨床研修し内科専門医資格取得，琉球大学医学部講師，東京大学医学教育国際協力研究センター准教授，三重大学地域医療学講座教授を経て 2010 年ロンドン大学留学．2014 年より現職．日本プライマリ・ケア連合学会理事，日本医学教育学会理事．

岩田　一成　聖心女子大学現代教養学部 日本語日本文学科 教授

2007 年 大阪大学言語文化研究科博士後期課程 修了．元青年海外協力隊隊員（1998-2000 年日本語教師として中国へ派遣）．国際交流基金日本語国際センター，広島市立大学国際学部を経て現職．社会言語科学会理事，日本言語政策学会理事．

新居みどり　NPO 法人国際活動市民中心（CINGA）コーディネーター

2008 年 早稲田大学文学研究科教育学 修了．元青年海外協力隊隊員（1999-2001 年青少年活動隊員としてルーマニアへ派遣）．公益社団法人青年海外協力協会（JOCA），東京外国語大学多言語・多文化教育研究センターを経て現職．（一社）多文化社会専門職機構理事．

医療現場の外国人対応
英語だけじゃない「やさしい日本語」

2021 年 5 月 15 日　1 版 1 刷
©2021

著　者
武田裕子（たけだゆうこ）　岩田一成（いわたかずなり）　新居（にい）みどり

発行者
株式会社 南山堂　代表者 鈴木幹太
〒113-0034　東京都文京区湯島 4-1-11
TEL 代表 03-5689-7850　www.nanzando.com

ISBN 978-4-525-02251-8

JCOPY ＜出版者著作権管理機構 委託出版物＞

複製を行う場合はそのつど事前に（一社）出版者著作権管理機構（電話 03-5244-5088，FAX 03-5244-5089，e-mail: info@jcopy.or.jp）の許諾を得るようお願いいたします．

本書の内容を無断で複製することは，著作権法上での例外を除き禁じられています．また，代行業者等の第三者に依頼してスキャニング，デジタルデータ化を行うことは認められておりません．

A022511010 1-A